3ステップで簡単！

まんぷく弁当瞬食ダイエット

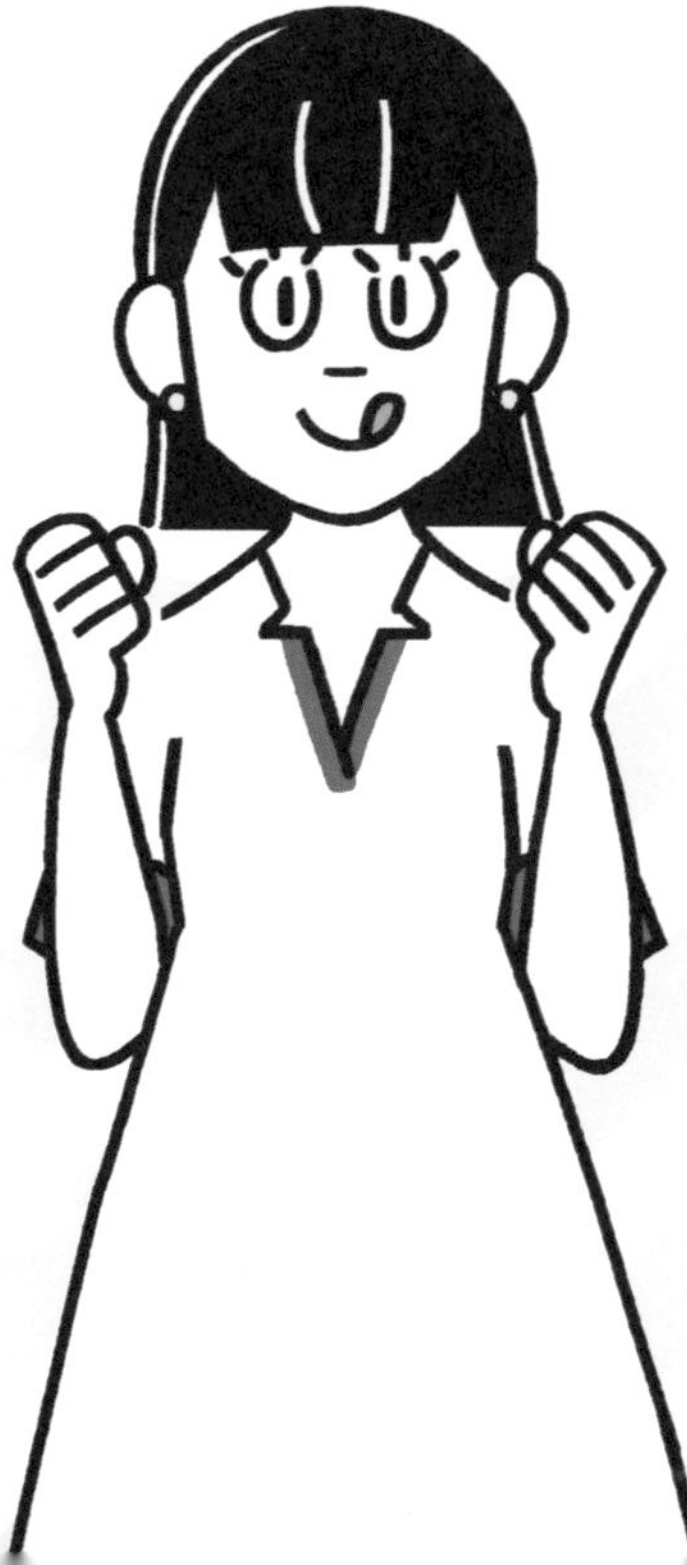

保健師・ダイエット講師
松田リエ

徳間書店

はじめに
昼を制する者は、ダイエットを制す！
「まんぷく弁当」でするするやせよう！

私自身が12kgやせたのをきっかけにメソッドを公表し、３０００人以上の方のダイエットを成功させてきました。その時に外せないポイントだったのが「昼食」でした。

皆さんお昼は外食になることも多く、しかも「昼は太りにくいから」と食べすぎてしまいがち。その結果、カロリーたっぷりなのに栄養が摂れず、ムダに太る……という負のループを繰り返すことに。

ランチも大事にする方ほど早く、みるみるうちにやせることに気づいたのです。

そんなメソッドを詰め込み、ダイエットが進む黄金率を形にしたのがこの「まんぷく弁当瞬食ダイエット」、略して「ぷく弁」です。栄養も量もバッチリなので、満足感がありダイエットのツラさはゼロ。3食すべてが「瞬食」になることで、勝手にやせていく体質になるのです。

やせるのはもちろんですが、便秘や肌荒れが治ったり、ＰＭＳが解消したりと嬉しいお声もたくさん。私自身もしっかり食べてダイエットに成功し、2児を抱えながら今も体型をキープしています。かつては「私なんて……」とジメジメしていたメンタルも、今では自分大好き！毎日楽しい！と爆上げになりました。

この本を手にとっていただくことで、ダイエットに成功し、ハッピーな女性たちがもっと増えますように。一緒に「ぷく弁」でスリムで前向き人生を楽しみましょう！

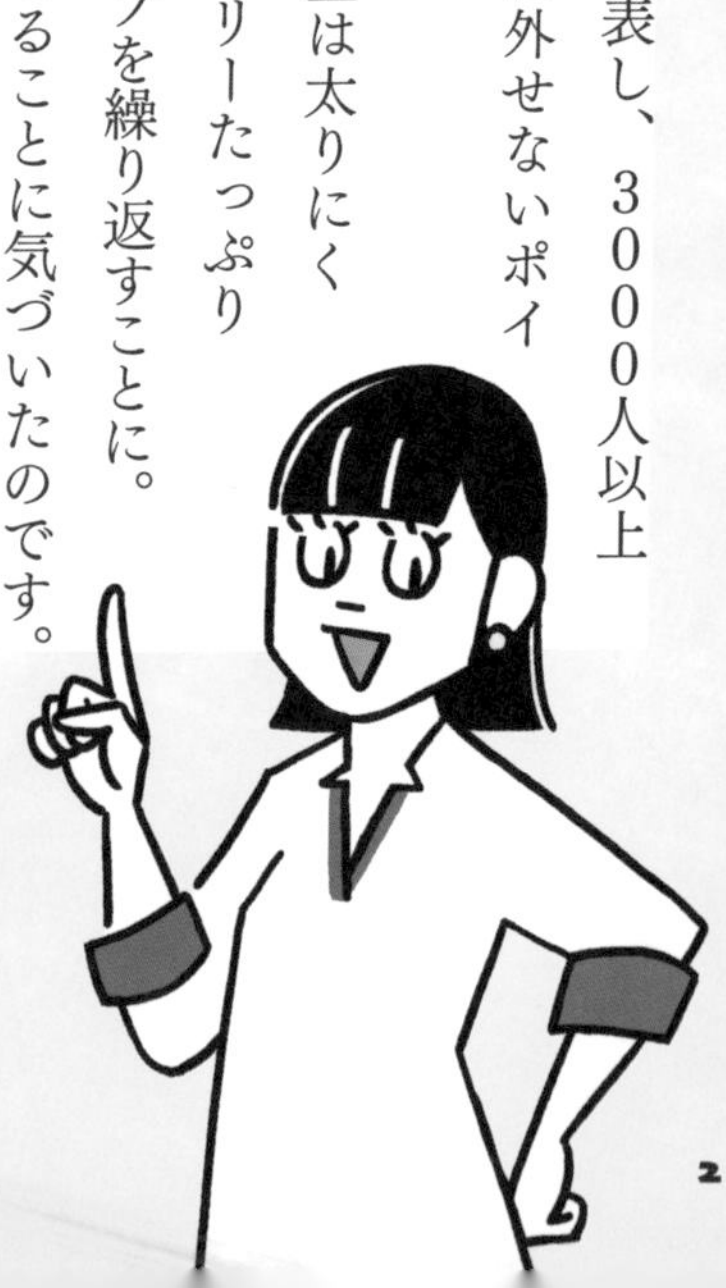

簡単！

レシピを見ていただければわかりますが、手間は最小限。
ずぼらな私は前の日の残り物をぱっと詰めるので、
朝ごはんの支度と合わせても10分でお弁当ができあがるほど。
とにかく簡単に、ストレスなく作れます。

Simple

確実！

「ぷく弁」は美味しさも栄養バランスもバッチリなので、
作るのも食べるのも楽しみになります。
〝うっかり外食〟でのムダカロリーがなくなるから、
面白いようにやせられる体質に。確実にダイエットが成功！

Definitely

健康！

「食べないダイエット」と違い、栄養たっぷりな「ぷく弁」。
特に重要なたんぱく質とビタミンB群を満たすから、
美容にも健康にもいいことずくめ。
不調と無縁の、毎日がんばれる元気でキレイな自分になれます。

Healthy

「瞬食ダイエット」でやせる理由

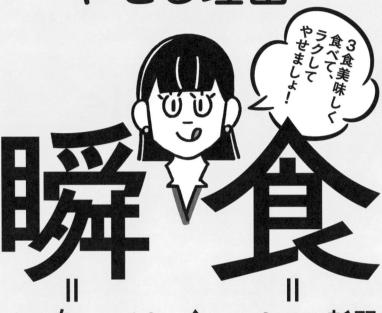

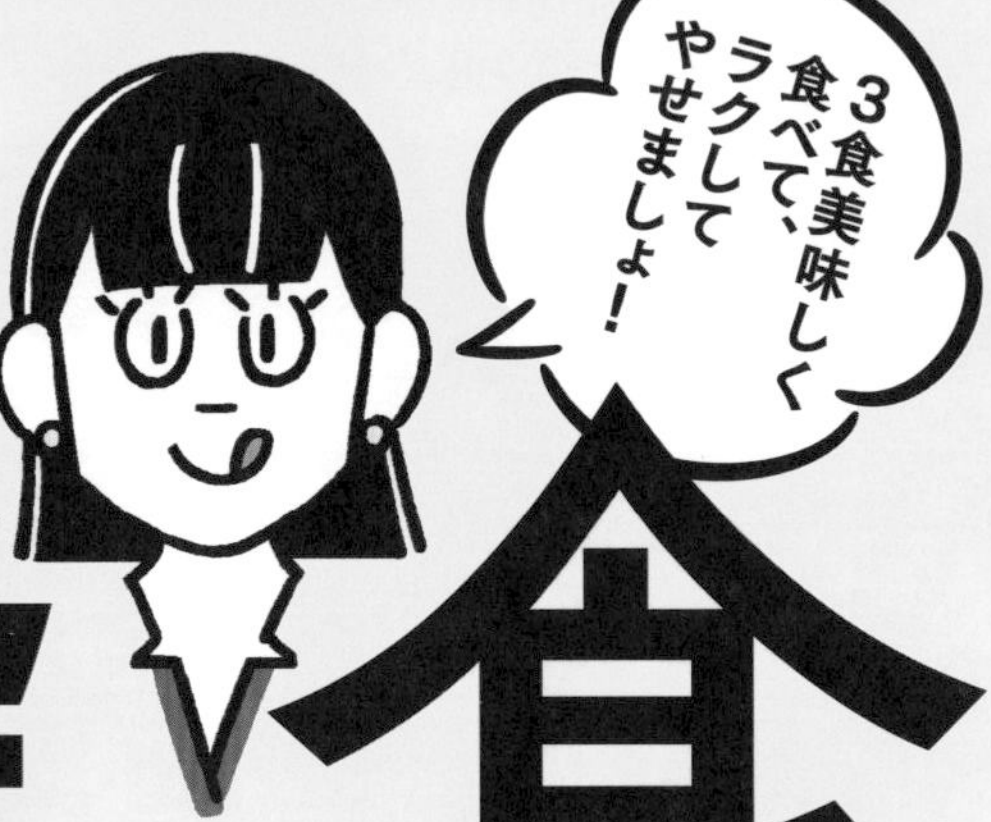

瞬 ＝ すぐに身につく！

食 ＝ 食べてやせる新習慣！

ダイエットしても続かない。すぐリバウンドする……そんな私の失敗から編み出した、まったく新しいダイエットが「瞬食ダイエット」です。ずぼらな人でもできて、すぐに習慣として身につくから「瞬」。我慢せずしっかり食べて、きちんと脂肪を燃やせる体になるから「食」。そんなまったく新しいアプローチには、世のダイエット迷子たちから圧倒的な支持が。食べてもやせる、いや、「ちゃんと食べるからこそやせる」という目からウロコの松田式ダイエットなら、誰でも簡単にするするとやせていきます。体重や体型をきちんとコントロールできると、気持ちにも余裕が生まれて自信までつくように。見た目も気持ちも上向きになるのが、「松田式瞬食ダイエット」なのです。

瞬食ダイエット 5つのキーワード

1 正しく食べる

「食べないダイエット」は一時的にやせても、筋肉が落ちたり肌が荒れたり、体には百害あって一利なし。3食きちんと食べて体を栄養で満たすのが「松田式瞬食ダイエット」の絶対ルールです。

2 基礎代謝

寝ているだけでも使われる体のエネルギーが基礎代謝。1日の消費カロリーのうち7割を占めますが、30歳を境に基礎代謝はどんどん落ちていくもの。これを上げるダイエットなら、勝手にやせていく体に。

3 たんぱく質

基礎代謝をキープするのに欠かせない栄養素がたんぱく質。食べ溜めができないので、3食きちんと摂ることが肝心！ 夜にたくさん食べると消化に時間がかかって睡眠の妨げになりかねないけれど、昼なら安心して食べられます。

4 運動不要

生活しているだけで消費されるカロリーは、全体の7割にも及びます。無理してジムに通うより、「生きているだけでやせる体質」になるほうが効率的。運動なしでもやせる食知識が最優先！

5 楽しく美味しく

我慢なし、運動なし、そして体重という数字も気にしなくていいのが「瞬食ダイエット」のやり方。ストレスを抱えながらのダイエットは続かずリバウンドするだけ！ 正しく食べる習慣を身につければ、するするやせられます。

体が軽い、
気持ちも軽い！
この食習慣は
一生の財産

運動していないのに、
筋力アップ。
疲れにくくなりました

午後の眠気や疲れとおさらば。
仕事がサクサク進む！

ひどかった
冷えやむくみがスッキリ

3000人
以上から、
喜びの
声が続々！

「松田式瞬食ダイエット」は
やっぱりすごい！

夜、ぐっすり
眠れるように。
毎朝爽快♡

モリモリ食べているのに
やせました

簡単すぎる！
料理が苦手な
私でもできました

ガンコな便秘が解消。
肌もキレイになって嬉しい

contents

A デブ舌タイプ

B 冷えむくみタイプ

C 筋肉減少タイプ

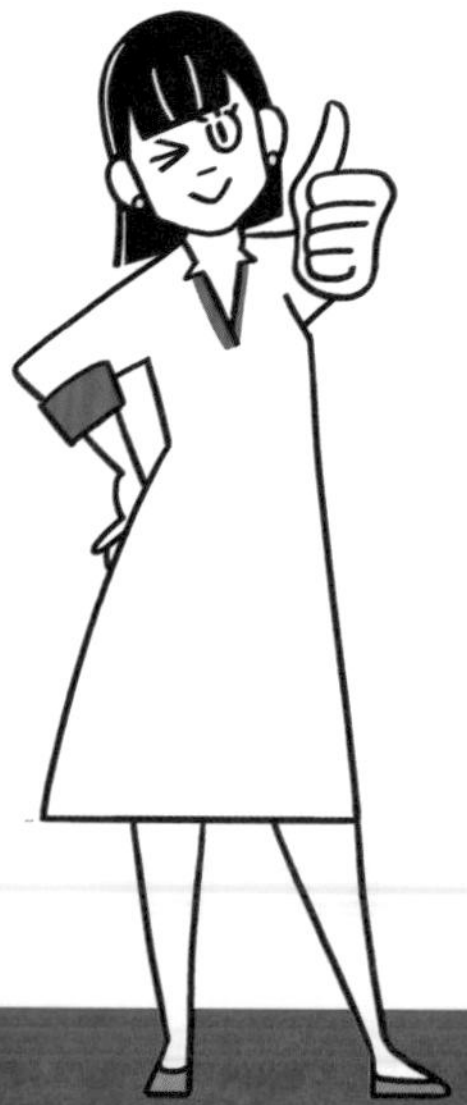

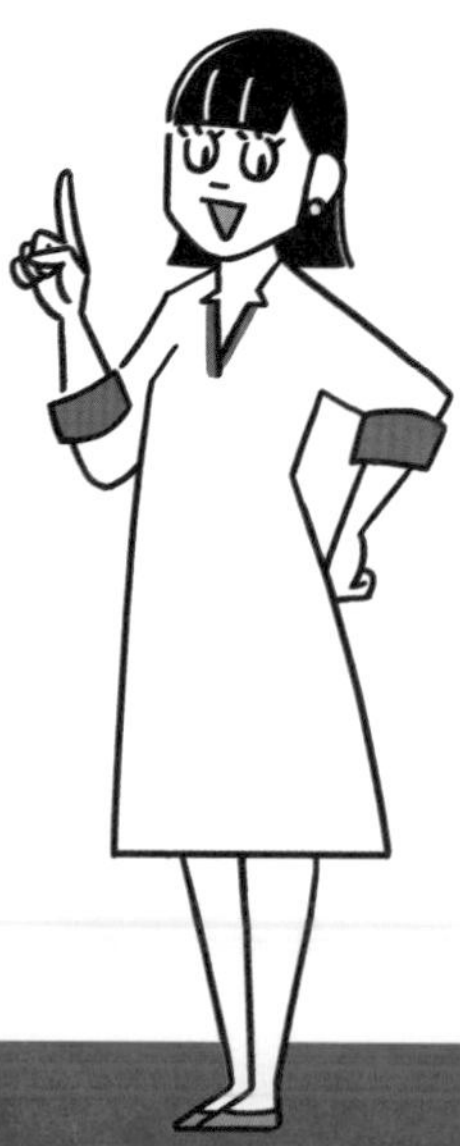

Part 3

「まんぷく弁当」丸わかり！大図鑑

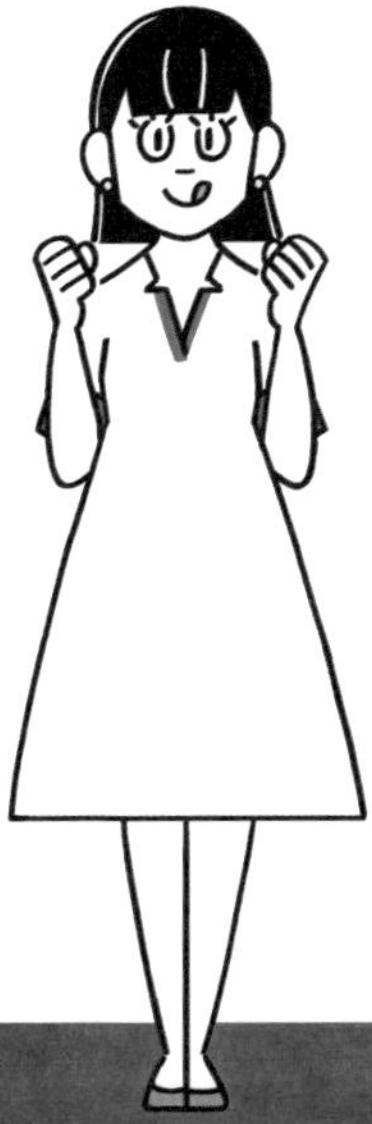

Part 4

ロジカルにわかる「まんぷく弁当」理論編

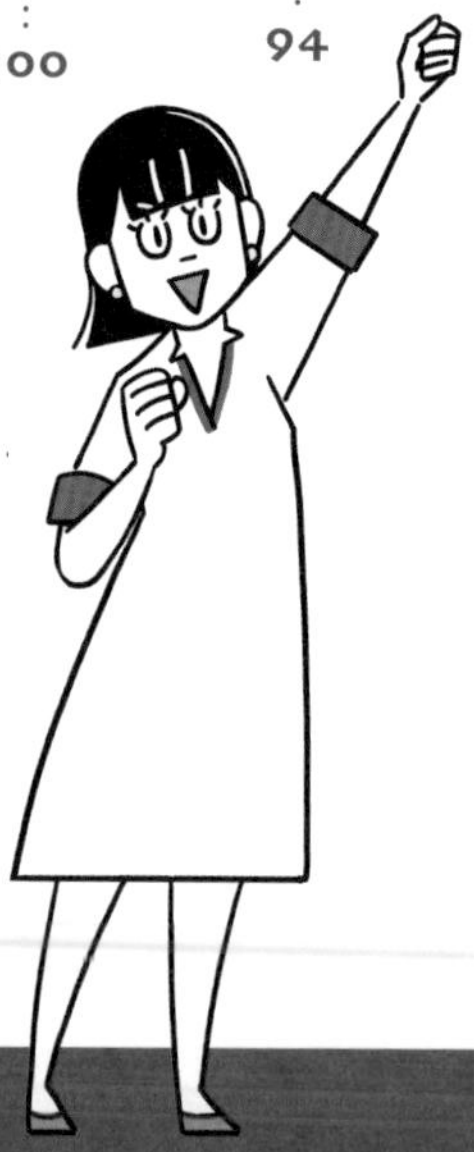

Part 1

なぜ「お弁当」でやせるのか？「まんぷく弁当」の秘密

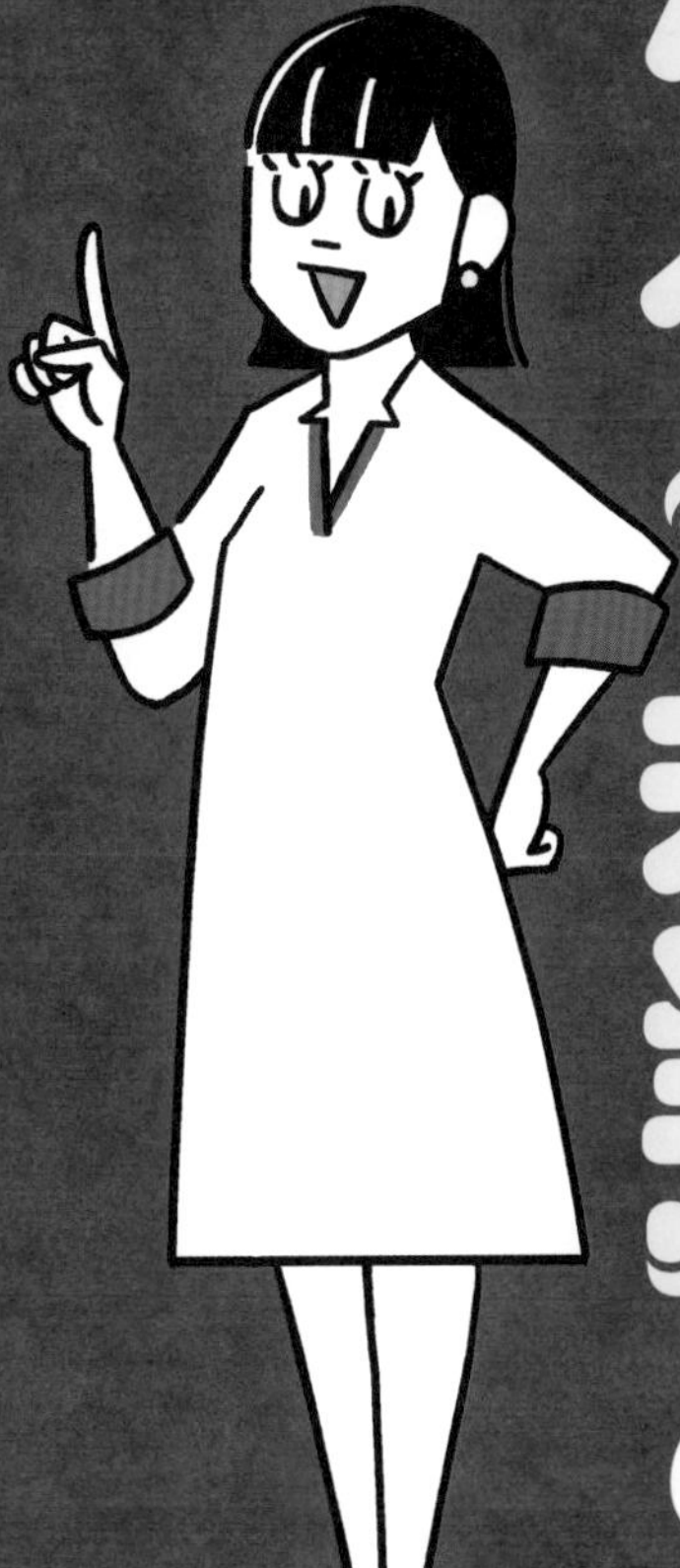

「まんぷく弁当瞬食ダイエット」が やせの最短メソッド

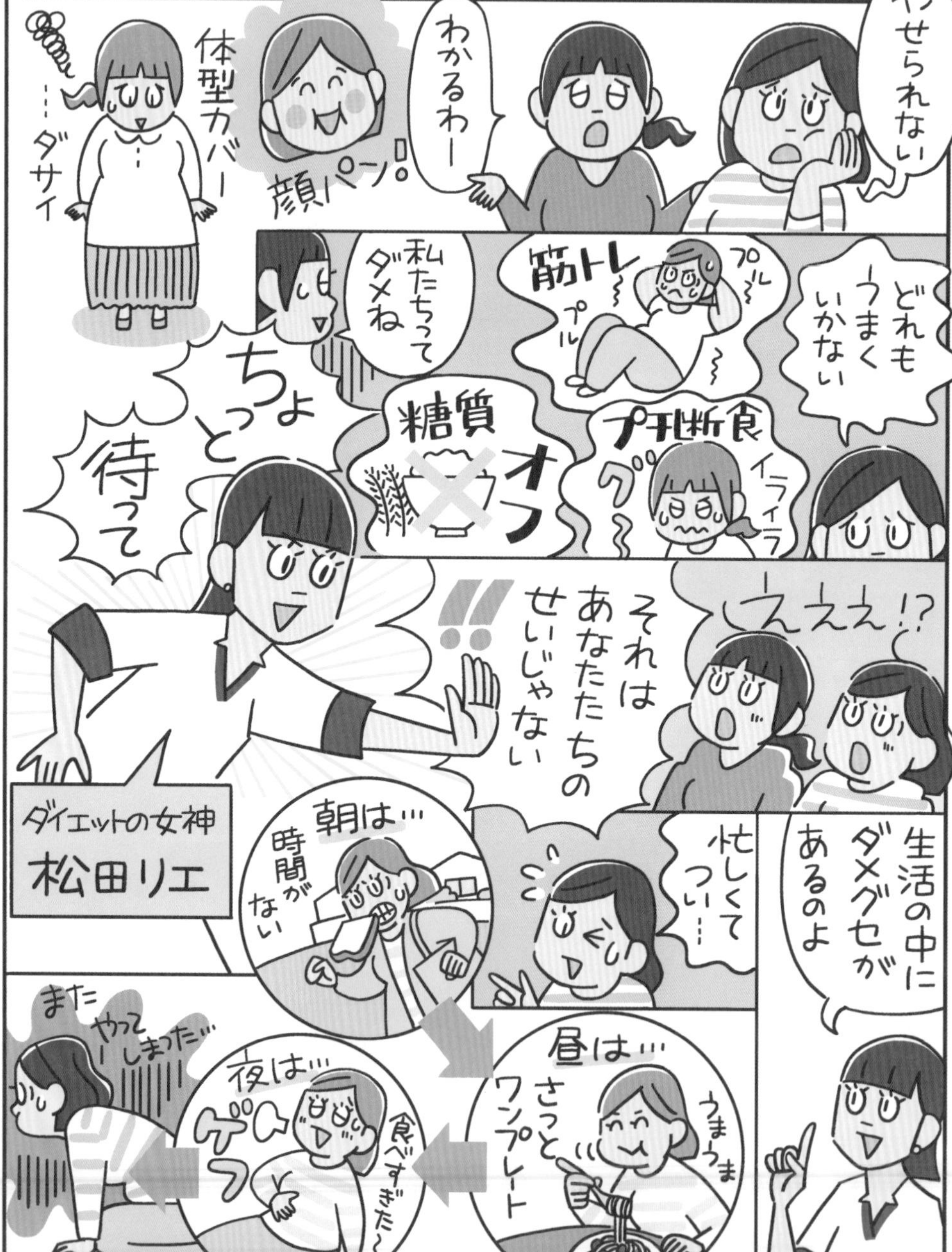
やせられない
わかるわー
顔パーン!
体型カバー
……ダサイ
どれもうまくいかない
筋トレ
プルプル
私たちってダメね
糖質オフ
プチ断食
グ~
イライラ
ちょっと待って
えええ!?
!!
それはあなたたちのせいじゃない
ダイエットの女神
松田リエ
生活の中にダメグセがあるのよ
忙しくてつい…
朝は…
時間がない
昼は…
さっとワンプレート
うまうま
夜は…
ゲフ
食べすぎた~
またやってしまった…

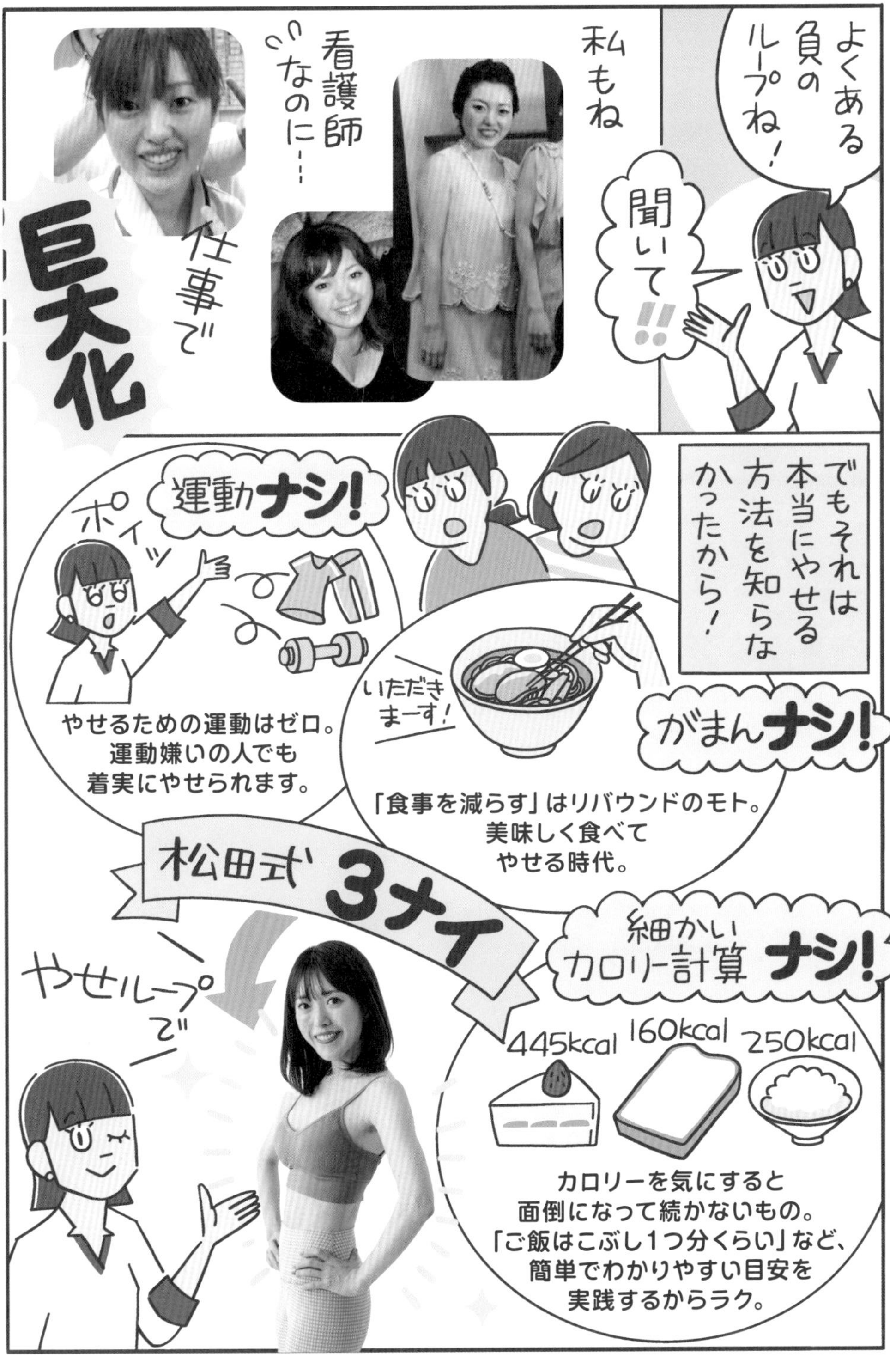
よくある負のループね!
聞いて!!
私もね
看護師なのに…
仕事で
巨大化
でもそれは本当にやせる方法を知らなかったから!
運動ナシ!
ポイッ
やせるための運動はゼロ。
運動嫌いの人でも
着実にやせられます。
いただきまーす!
がまんナシ!
「食事を減らす」はリバウンドのモト。
美味しく食べて
やせる時代。
松田式 3ナイ
細かいカロリー計算 ナシ!
445kcal
160kcal
250kcal
カロリーを気にすると
面倒になって続かないもの。
「ご飯はこぶし1つ分くらい」など、
簡単でわかりやすい目安を
実践するからラク。
やせループで

こんにちは
しかも…
大切なのは
昼ごはん!

昼ごはんがよくないと…

糖質だらけで疲れる

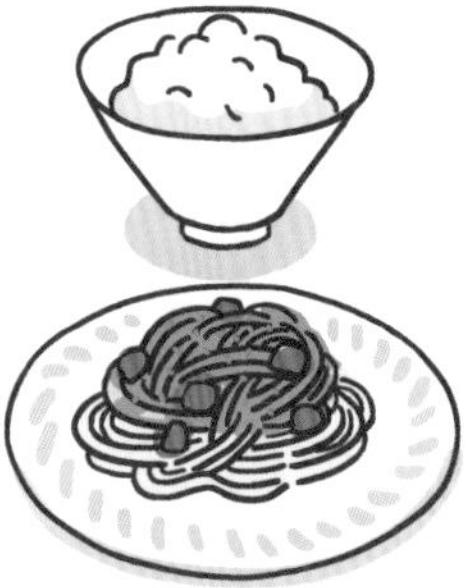

丼ものやパスタ、カレー、ラーメンなどぱっと食べられるランチは糖質の塊。一瞬は血糖値が上がってテンションが高まりますが、糖質を代謝する時にビタミンB群が足りずにエネルギー不足で、ぐったりお疲れモードに。

栄養不足で満たされない

必要な栄養素が足りないと、それを補おうと食欲がアップします。その時、脳は「手っ取り早くエネルギーになるもの＝糖質」を欲しがる性質が。昼にガツンと糖質を摂ると、午後のオヤツや夕食でさらに爆食いすることに。

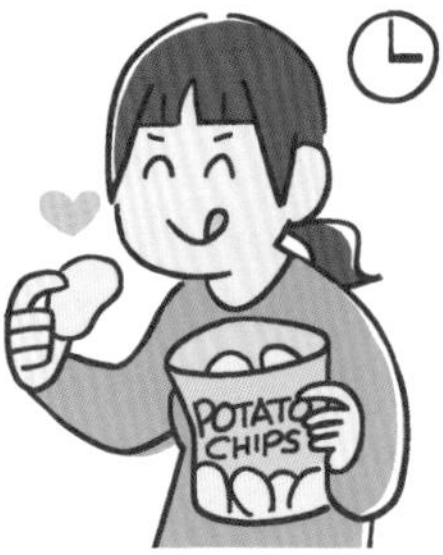

消化力が上がらない

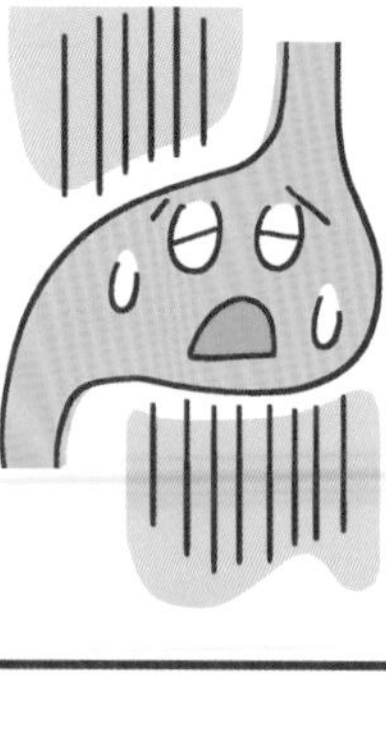

胃腸も筋肉の一種なので、ご飯やパン、麺類などの糖質ばかり食べていると消化力が低下します。すると栄養を吸収しにくくなり、さらにやせにくくなる悪循環が発生!

午後のやる気がダウン

糖質を摂って急上昇した血糖値は、その後急下降します。この時に生じるのがだるさや眠気。午後はやる気が出ないという人は、昼食の内容に原因がある可能性大!

ねむい…

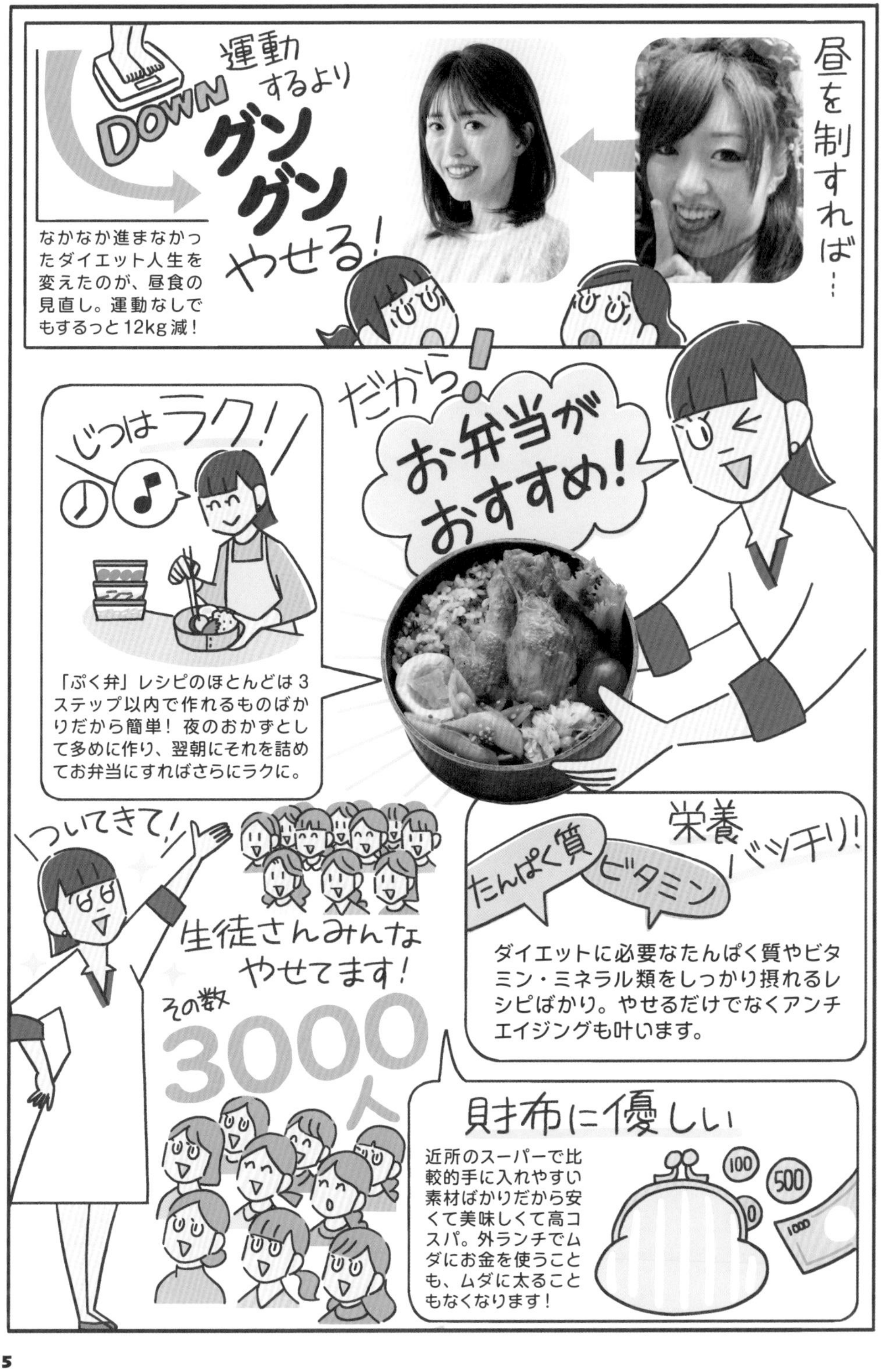
昼を制すれば…
DOWN
運動するより
グングンやせる！
なかなか進まなかったダイエット人生を変えたのが、昼食の見直し。運動なしでもするっと12kg減！
だから！
お弁当がおすすめ！
じつはラク！
「ぷく弁」レシピのほとんどは3ステップ以内で作れるものばかりだから簡単！ 夜のおかずとして多めに作り、翌朝にそれを詰めてお弁当にすればさらにラクに。
ついてきて！
生徒さんみんなやせてます！
その数
3000人
栄養バッチリ！
たんぱく質
ビタミン
ダイエットに必要なたんぱく質やビタミン・ミネラル類をしっかり摂れるレシピばかり。やせるだけでなくアンチエイジングも叶います。
財布に優しい
近所のスーパーで比較的手に入れやすい素材ばかりだから安くて美味しくて高コスパ。外ランチでムダにお金を使うことも、ムダに太ることもなくなります！
100
500
1000

昼が重要！「まんぷく弁当」のすごい理由

すごい理由 1

糖質を摂りすぎない

いつものランチを思い出してみましょう。たとえばパスタ、丼もの、カレー、そばやうどん、パンなどが多くないでしょうか。**忙しい時間帯だからと選ぶ「ぱっと食べられるもの」は糖質の塊で、血糖値が上がりやすい高GI食品です。**血糖値が急上昇すれば脂肪として蓄えられるし、眠気やだるさ、イライラの原因にもなります。ダイエットを成功させるためにも、午後のパフォーマンスを上げるためにも、ランチはじっくり選ぶ必要があるのです。

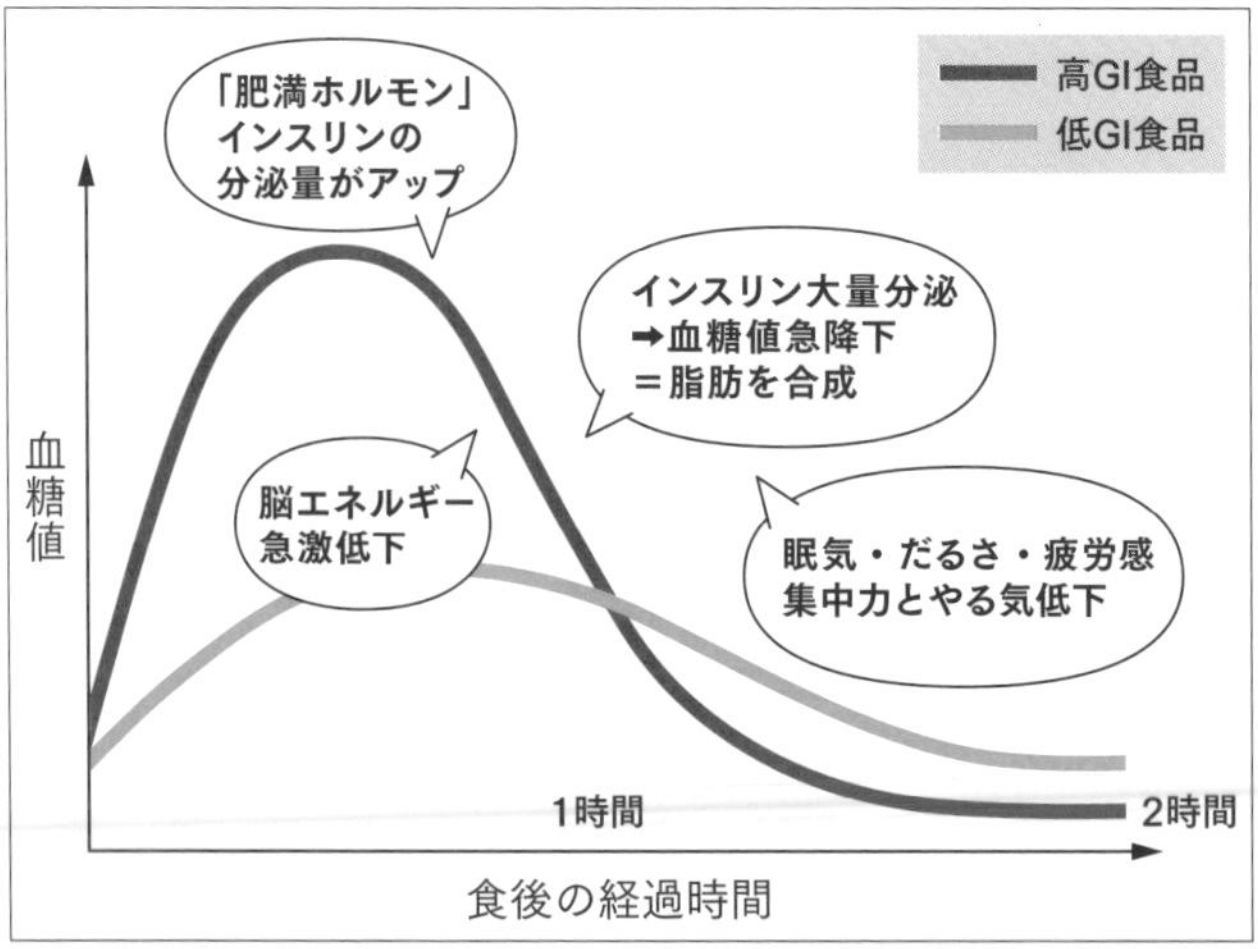

参照：FUJIFILM からだサイエンスラボ

すごい理由 2

栄養で満たされる

糖質に偏ったランチでは、どうしても必要な栄養が足りなくなります。中でも不足しがちになるのが、たんぱく質！ ダイエットでは、筋肉を作り出し、熱を生むモトとなるたんぱく質が欠かせません。特に**30歳をすぎると1年に1％ずつ筋肉が減っていくので、たんぱく質は積極的に摂る必要があります。そしてもうひとつ大切なのが、ビタミンB群。**摂った栄養をしっかり吸収し、エネルギーや筋肉に変えるにはビタミンB群が必要です。逆に、必要な栄養をしっかり摂っていれば、健康で代謝のいい、やせやすい体に。するすると自然に体重が落ちること間違いなし！

すごい理由 3

夜ご飯のバランスが整う

ランチは頑張って節制したのに、午後についお菓子を食べてしまったり、夕食を食べすぎてしまったりしたことはありませんか？ それはランチでの栄養不足が原因かもしれません。**オックスフォード大学の研究で、たんぱく質を摂ると食欲が満たされることが判明しています。** しかも、昼は夜より太りにくいので、ガッツリお肉やお魚を摂る絶好のチャンス！　代謝を上げ、筋肉減少を防ぎ、満足感を得て、太りやすい夜の食事をセーブするためにも、ランチはバランスのいいものをしっかり摂るべきなのです。

すごい理由

4

メンタルに効く

血糖値の急速な乱高下は、そのままメンタルの不調につながります。甘いものを食べるとリラックスしたり、幸せな気持ちになりませんか？　でも、それは一時的なもので、**インスリンが分泌されて糖質を脂肪として溜め込むため、血糖値は急降下**します。すると**イライラしたり疲れたり、眠くなったりして午後のパフォーマンスも下がります**。そういった気持ちの変化に振り回されると、「ダイエットがうまくいかないのも自分がダメだから」と自分を責めてしまいがちに。そんな負のスパイラルから脱する最善の方法は「バランスのいいランチを、しっかり食べる」こと！　「まんぷく弁当」なら満腹なのにメンタルは安定し、やせ体質になるなどいいことずくめです。

「まんぷく弁当」の嬉しい効果

効果
1

やせ舌になる

たとえばお菓子やお酒、質の悪い油などはダイエットの天敵です。でも、こういったものを食べたくなるのは舌が強い味や刺激に慣れてしまっているから。**まんぷく弁当が日常になると素材本来の味が美味しく感じられる〝やせ舌〟になるので、不思議とジャンクなものは不要になります。**小腹がすいたら自然な甘味の干芋やナッツをいただけば満足できるように。

効果
2

夜の食事が軽くなる

まんぷく弁当を試すと、皆さん必ず「こんなにしっかり食べると思わなかった！」と驚かれます。

たんぱく質をガッツリ摂るから満足度が高く、その結果、自然と夜の食事が軽くなります。夜の過食はデブのモトなので、昼しっかり、夜軽くの黄金バランスが◎。

効果

3 深睡眠でやせホルモンが出る

夜ご飯が少なめだと胃が軽く、そのため睡眠が深くなります。**ぐっすり眠るとホルモン分泌も良くなるので、食欲を抑える作用のあるレプチンの血中濃度も高くなり、ダイエット効果がアップ。**寝ているだけなのにするするとやせる、夢のような体質が育まれる！

効果

4 財布に優しい

「お弁当を作る」ってハードルが高そうに聞こえますが、実はとても簡単。**前日の夜の残りものや作り置きをぱっと詰めるだけなので、コツを飲み込めば10分もかからない**ほど。**冷蔵庫のものをうまく活用するので、驚くほどリーズナブル。**栄養価が高くてお腹がいっぱいになり、しかもお財布に優しいのがまんぷく弁当のすごいところ！

効果

5

時間が活用できる

昼の時間帯は仕事や家事に追われるため「コンビニご飯をさっと食べた」とか「忙しくて食べそびれた」なんてことはありませんか？　それでは脳が満足せず、「もっと食べろ」と司令が出るので午後はイライラしてしまいます。**バランスのいい弁当はやせられるだけでなく、午後の時間を有効活用できる鍵に。**まんぷく弁当は、ダイエットの加速に直結！

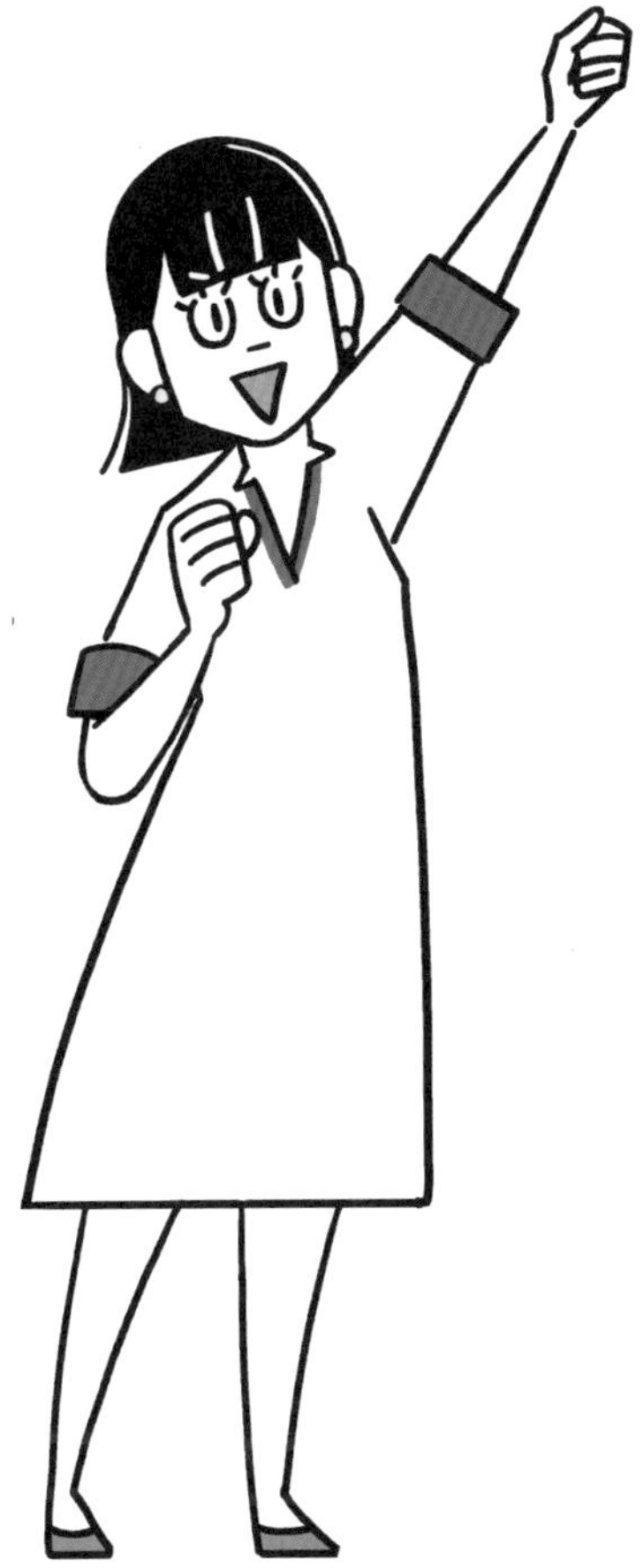

S. まんぷく弁当

照り焼きまんぷく贅沢弁当

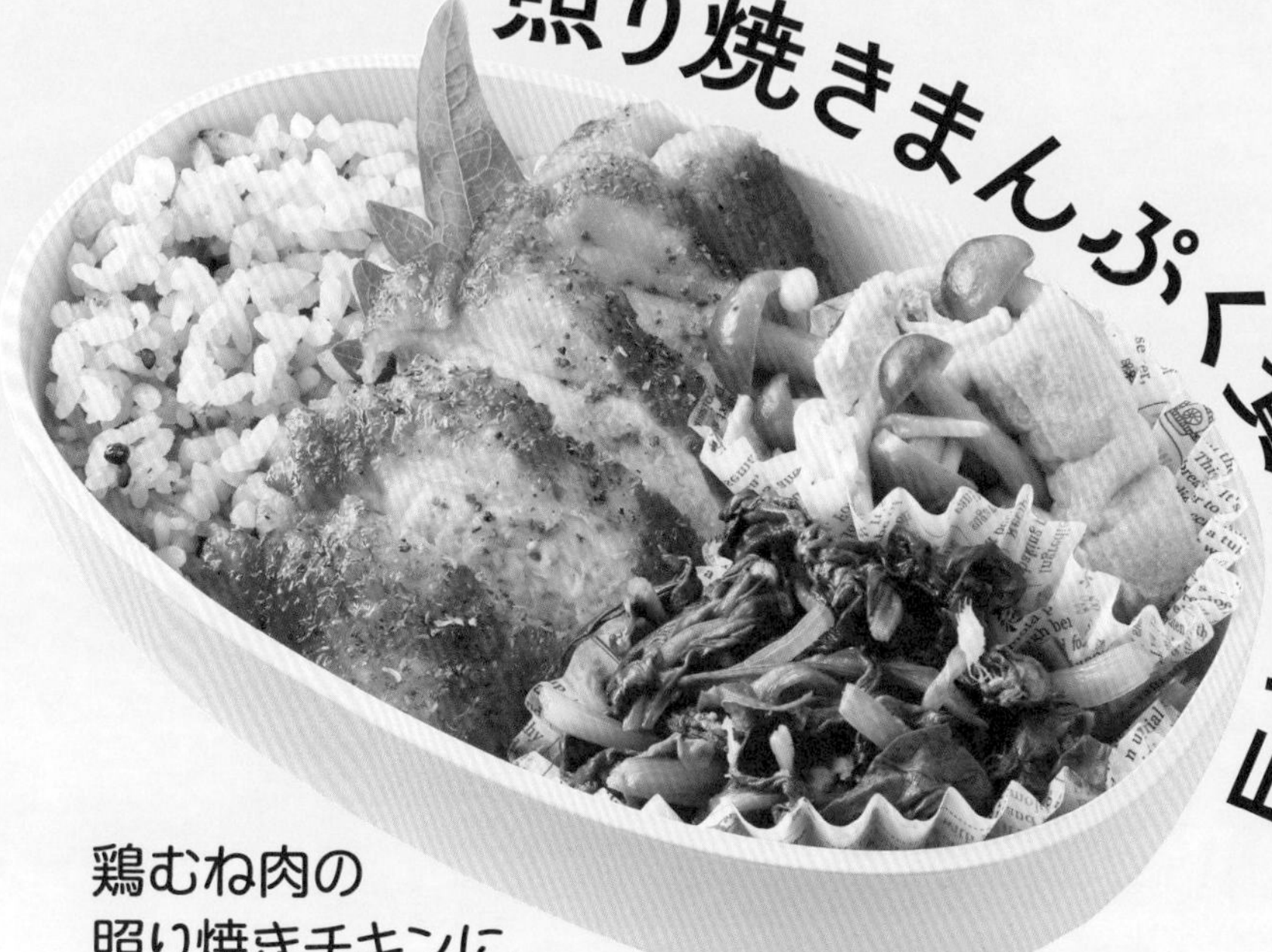

鶏むね肉の
照り焼きチキンに、
ほうれん草のしょうがナムル、
きのこと油揚げのうま煮で
ビタミンや食物繊維もばっちり
(p58-59参照)

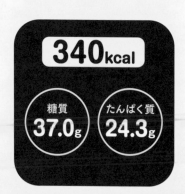

しっかり焼きつけた鶏肉をおかずに、2種の副菜をあしらったバランス満点弁当。食べごたえがあり、不足しがちな栄養素も摂れて昼からテンションが上がること間違いなし。こんなお弁当なら毎日食べたくなるから、ダイエットが続く!

340kcal

糖質 **37.0g**

たんぱく質 **24.3g**

徹底比較

外食 V

美味しさも糖質もばっちり！カルボナーラ

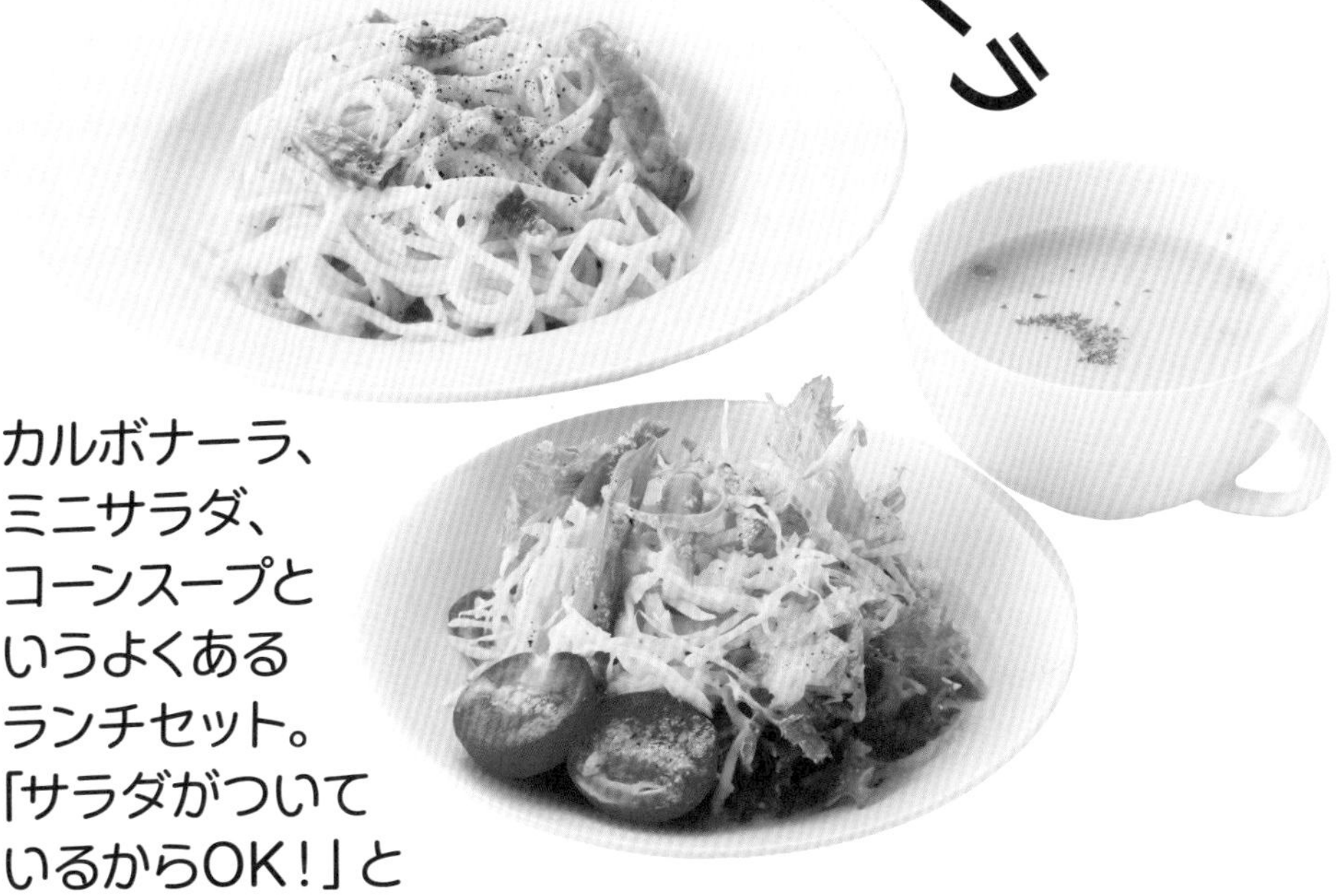

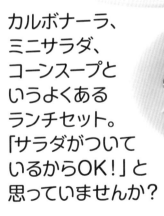

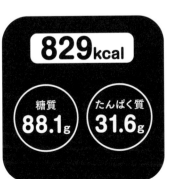

カルボナーラ、
ミニサラダ、
コーンスープと
いうよくある
ランチセット。
「サラダがついて
いるからOK！」と
思っていませんか？

829kcal

糖質 88.1g

たんぱく質 31.6g

丼や麺類のランチは、血糖値がドーンと上がって脂肪を溜め込んでしまうので要注意。ミニサラダで摂れる野菜の量はちょっぴりだし、何よりたんぱく質が圧倒的に足りません！ 栄養不足でだるさや眠気に悩まされ、夜は爆食してしまう典型。

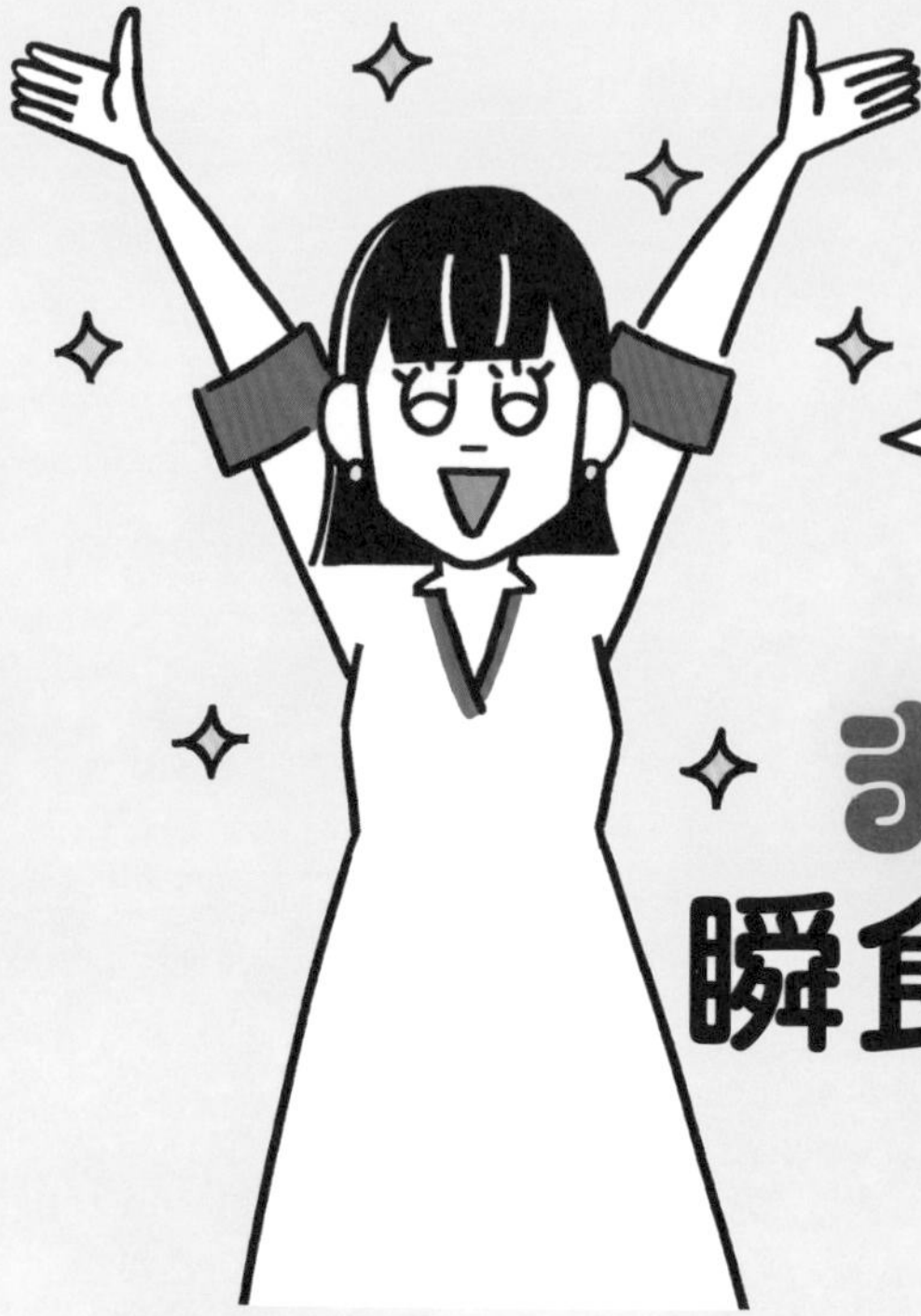

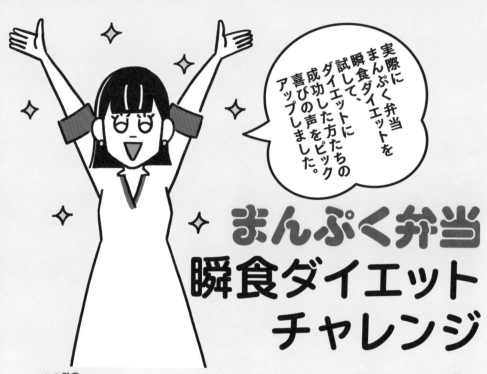

実際にまんぷく弁当瞬食ダイエットを試して、ダイエットに成功した方たちの喜びの声をピックアップしました。

まんぷく弁当 瞬食ダイエット チャレンジ

Before

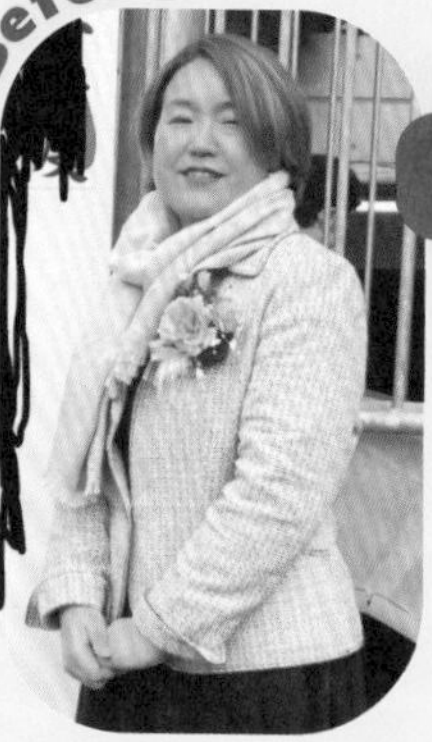

富田栄子さん（52歳）

3か月で−12kg

体重	70kg → 58kg
体脂肪率	35% → 27%
洋服サイズ	XL → M

▶スーパーにある食材で作って食べているだけなのに、キープどころか今でもどんどん減少し続けています！

After

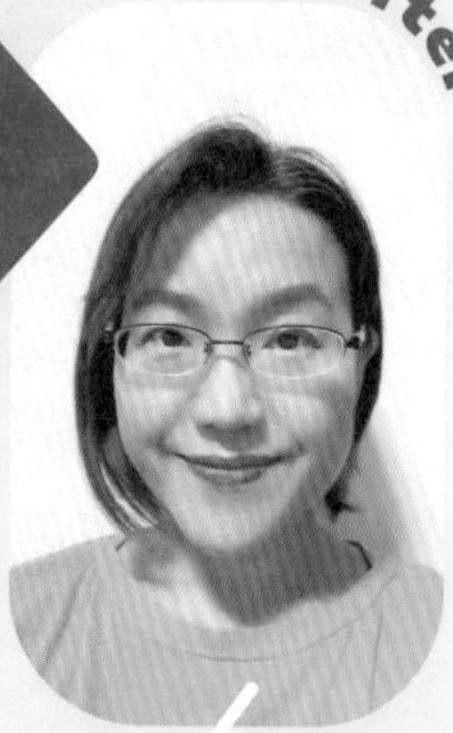

「まんぷく弁当瞬食ダイエット」を体験した感想は？

どの食材をどれくらい準備すれば良いかレシピがわかっているので、毎日悩むことなく用意できました。何を食べても美味しいから、食いしん坊の私にはピッタリで、定番化しても飽きることなく続けられたこともよかったです！

ダイエットに成功した今の心境は？

補正下着、バナナダイエット、指に巻くテーピング……何をやっても続かないし1gもやせなくてイライラしていました。だけど、「まんぷく弁当瞬食ダイエット」をはじめてから長年悩まされてきた偏頭痛がなくなり、コレステロール値も正常値になりました。肌や髪質も明らかに良くなり、心身ともに前向きでおしゃれも楽しくなりました！ そのおかげかわかりませんが、夫との険悪な関係も改善されて、新婚旅行以来初めての旅行にも出かけましたよ。

Before

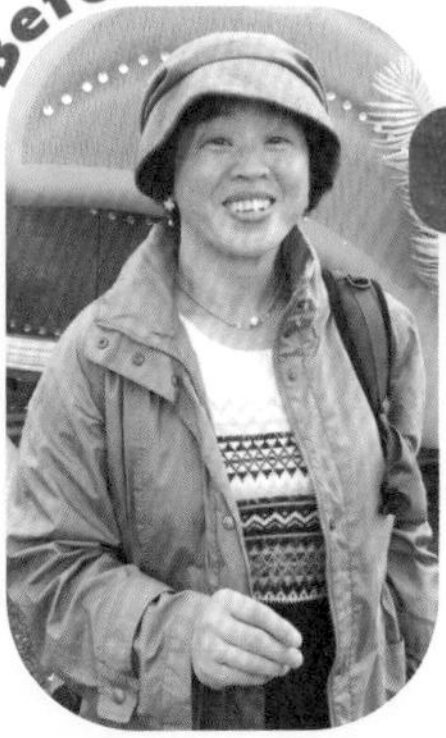

一井明美さん（57歳）

4か月で−10kg

体重	61kg → 51kg
体脂肪率	36% → 29%
洋服サイズ	L → M

▶食事の食べ方がわかったので、食べ過ぎた場合でも調整ができてリバウンドなしです。

After

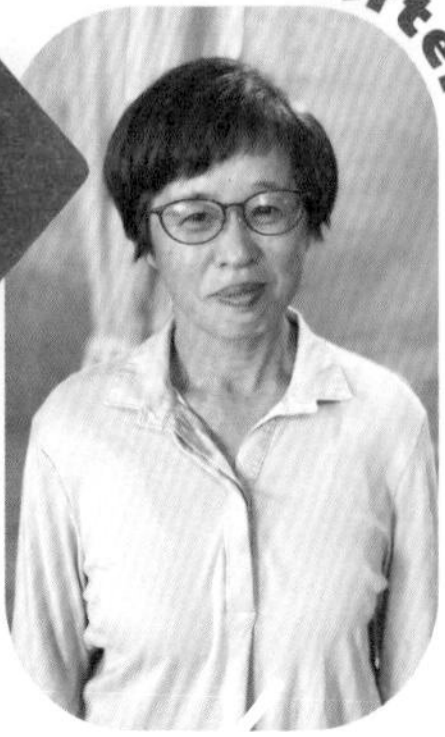

「まんぷく弁当瞬食ダイエット」を体験した感想は？

パターン化してお弁当を用意したので、飽きがありませんでした。それに、調理時間が短く、身近な食材で作れるから手軽で楽ですね♪

ダイエットに成功した今の心境は？

これまで「ちょっと太ったな」と思ったら、ファスティングをして2日で5kg落とすなど、短期決戦で努力してきました。当然リバウンドも一瞬で、恥ずかしさから写真を撮る時には隅で伏し目がちに写ってました。「まんぷく弁当瞬食ダイエット」を知ってからは、お腹・お尻まわりが細くなり、パンツが似合うようになったと人からも褒められました。二重あごも解消したおかげで、写真に写ることが苦ではなくなって、どの写真も笑顔で写っています！

Before

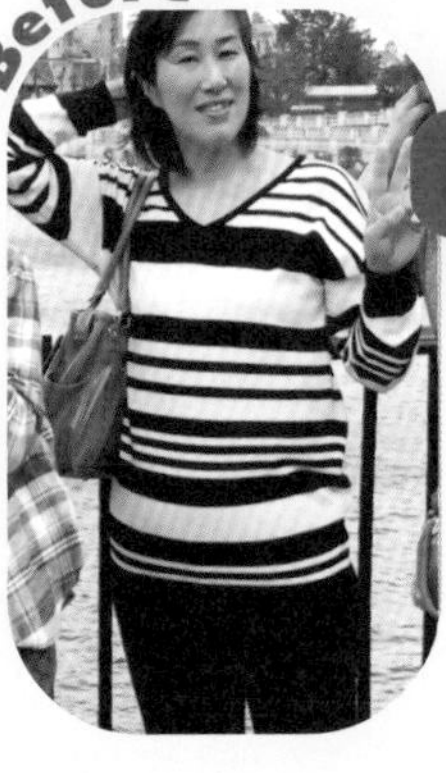

原田たまみさん（51歳）

1年で−17kg

体重	65kg → 48kg
体脂肪率	31.2% → 20.5%
洋服サイズ	LL → S

▶やせ過ぎたと思えるほどで糖質の調整などが自然と続けられています。おかげで体型もキープしてます。

After

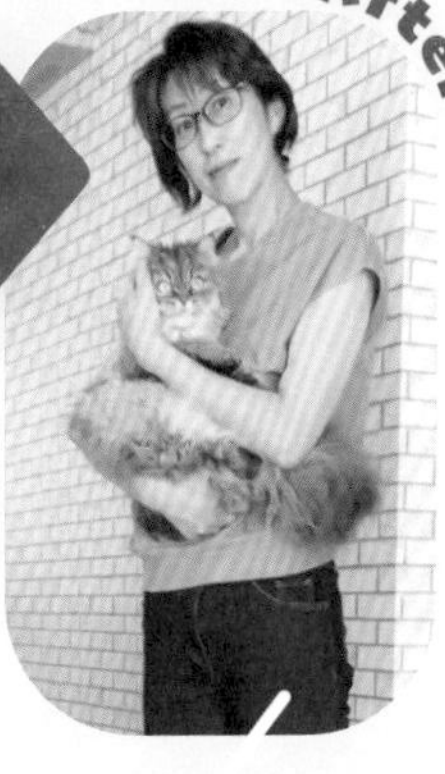

「まんぷく弁当瞬食ダイエット」を体験した感想は？

豪華に見える量を食べて満腹になっても、午後からの会議で眠くなることなく過ごせました。さすがにこれには驚きましたね！

ダイエットに成功した今の心境は？

いくつかのサプリを購入して飲んだり、朝食を抜いたりしましたが、一向にやせませんでした。そんな時に「まんぷく弁当瞬食ダイエット」を実践し、みるみるうちにやせ、お洋服も選び放題。それに手抜きが大好きな私にピッタリで、調理は簡単だし、片付けも楽ちん。続けていくうちに血圧が正常値になり、更年期障害の症状も緩やかになりました。あと、ママさんバレーでのジャンプ力もアップしました（笑）。

column1

気づけばするっとやせ。「瞬食」で家族もスリムに！

「瞬食ダイエット」をトライする方の中には単身者もいらっしゃいますが、いちばん多いのはご家族をお持ちの中高年の方々。「家族の食事を用意しなければならないのにダイエットはハードルが高くて」なんてお声も耳にします。

「瞬食」はたんぱく質たっぷりだから育ち盛りのお子さんも喜んで食べますし、外食の機会が多いご主人にもぴったり。一緒に「まんぷく弁当」にチャレンジしてもらえば家計も助かるし、健康的だし、いいことずくめです。

　あるご家族では、ぽっちゃりしていたご主人も一緒にダイエットすることに。178cmで67kgだったので、体重がものすごく多いわけではないのですが、下腹がぽっこり出ていて体脂肪はちょっと高め。仕事で外食も多く、夜には飲み会に行くこともしばしばでした。

　そういった仕事のお付き合いがある方でも「まんぷく弁当」を持たせるようにしたところ、効果てきめん！ 会社の皆さんも「お弁当だから」と納得してくれ、外出の手間が省けるのでお昼はゆったり。ついでにインスタント味噌汁とわかめを持たせ、定食のような黄金バランスの昼食に切り替えられたそうです。「昼はちゃんとできているから」ということで、夜の会食やお酒のお付き合いはあえて減らさないで済んだようです。その結果、2か月でするすると10kgやせました。ぽっこりと出ていたお腹もぺたんこになり、ズボンがゆるゆるになったとご本人もびっくり！ 罪悪感なく、お付き合いも楽しみつつのダイエットができるのですから「まんぷく弁当」はすごいと思いませんか？

Part 2

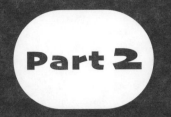

まずは1週間！真似するだけでやせる「まんぷく弁当」レシピ

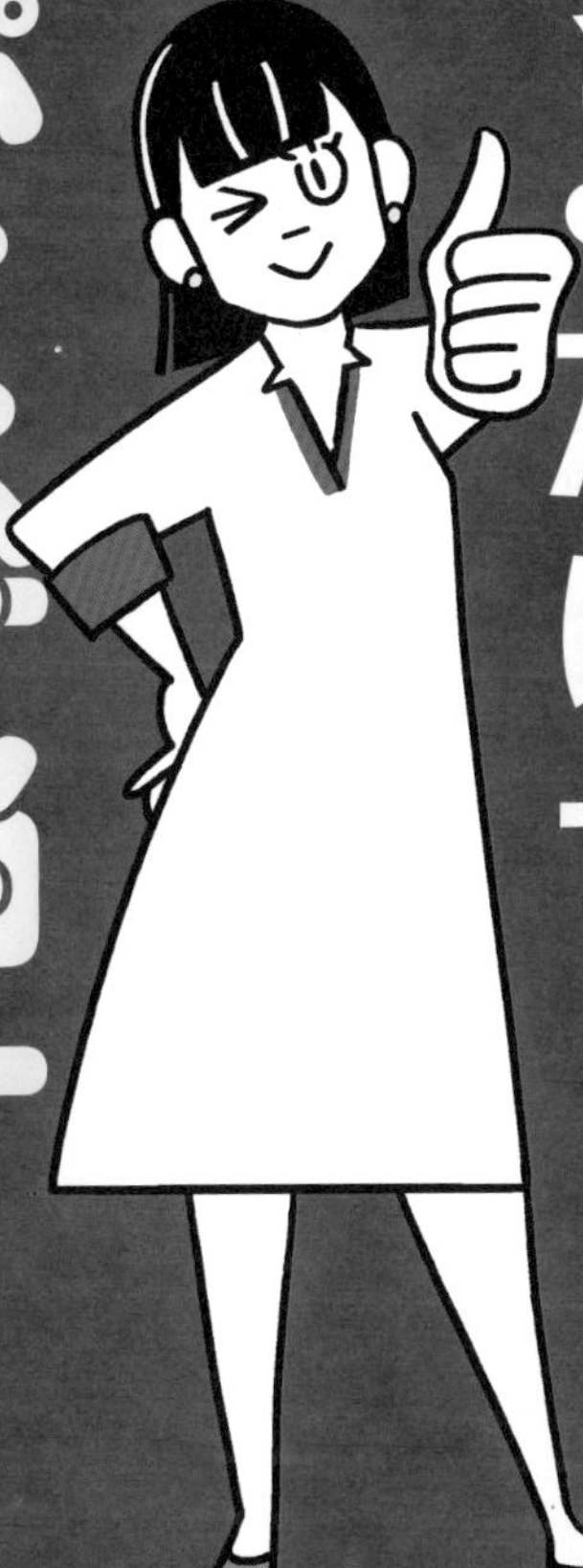

「自分に合うタイプ」を見つけて、簡単ダイエット！

ダイエットに挑戦しても続かなかったり、やせてもすぐリバウンドしたり……。その原因は「自分に合ったダイエットをしていない」ことにあります。**自分に合った食なら、1週間でも体に変化が生じます。**そして自信が生まれ、楽しくなり、ダイエットが続くいいスパイラルが生まれます。このパートでご紹介するレシピはいずれも最強のダイエット弁当ですが、まずは自分のタイプに合ったものから始めるのがおすすめ。手ごたえあるスタートを切れば、ずぼらさんでも満足できる、必ず結果の出るダイエットになります！

自分に当てはまるボックスにチェック☑を。一番☑の数が多いタイプのお弁当から始めれば、やせスイッチが入ります。

A デブ舌タイプ

こってりした濃いめの味を好み、脂の乗ったお肉や揚げ物、甘いお菓子を毎日のように食べている……現代人の典型ですが、これでは**味覚が鈍り**、通称「**デブ舌**」となって当たり前。好みのものがことごとくハイカロリーになっているはず。**だしの旨味や素材本来の味**を楽しめるようになれば、自然とやせやすい食事を選べるようになります。

- ☐ こってりした味が好き
- ☐ 週に2度は揚げ物を食べる
- ☐ ご飯よりパンやパスタが好き
- ☐ 選べるなら魚より肉
- ☐ コーヒーや紅茶に砂糖を入れる

B 冷えむくみタイプ

筋肉量が少ない女性は、どうしても男性より熱を生み出す力が弱いもの。ただでさえ現代人は運動量が少なくて巡りが悪いうえ、**ホルモンの影響**も受けるため、多くの女性が冷えやむくみ悩みを抱えています。水分をうまく排出できないと、水太りしてぽちゃぽちゃ印象に。巡りに働きかけ、**水はけのいい体質**を育みましょう。

- □ 手足の冷えがひどい自覚がある
- □ 夕方には脚がはったり靴がきつくなる
- □ お風呂よりシャワーの日が多い
- □ お茶よりジュースや炭酸水が好き
- □ 定食より麺類を食べることが多い

C 筋肉減少タイプ

筋肉といっても、マッチョな外側の筋肉ではありません。心臓を動かす、呼吸をするなど「**生きているだけで動き、カロリーを消費する基礎代謝**」のことです。年齢を重ねると基礎代謝は落ちるため、**たんぱく質たっぷりで燃焼しやすい体を育てる食事**が不可欠。 基礎代謝が良ければ脂肪が燃えやすく、普通の生活でも自然とやせる体に。

- □ 肉や魚よりヘルシーな野菜が好き
- □ 最近、疲れやすくなった気がする
- □ 便秘や下痢をしやすい
- □ 根菜よりも葉もの野菜をよく食べる
- □ 食べないダイエットの経験がある

※ お米が白米でもカロリーは一緒です。レシピにないあしらいのトマトなどはカロリーに入れていません。
お弁当1つに合計500g程度の想定です。

香りと旨味で美味しく〜！

ささみの低糖質弁当

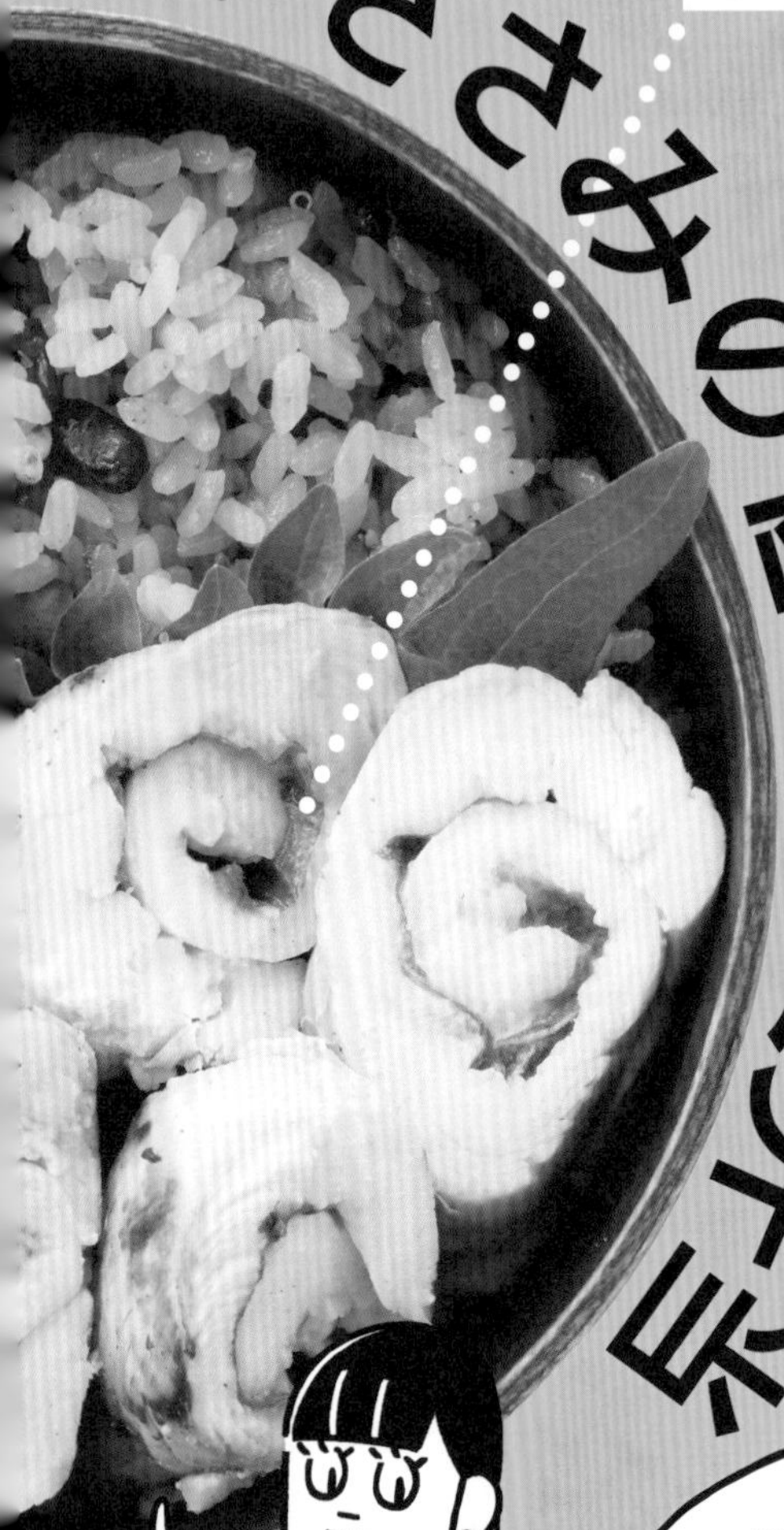

安定のダイエット効果
ささみの梅しそ巻き

鶏ささみは牛肉と比べてカロリーが約1/4と低カロリー、しかも高たんぱく。梅の酸味やしその香りで、飽きのこない味に。

▶材料（2人分）

- ●鶏ささみ…4本（約200g）
- ●塩麹…大さじ1
- ●青じそ…4枚
- ●梅チューブ…小さじ1
- ●ごま油…小さじ1/2
- ●酒…大さじ1

▶作り方

1 ささみは筋を取り、観音開きにして包丁で厚さを均等にする。塩麹を塗り、しそをのせて梅チューブを塗る。しそと梅を包むように巻き、楊枝で止める。

2 フライパンにごま油を入れ中火にかけ、1のささみを並べる。全面に焼き色がつくように時々返しながら焼き、酒をふりかけてふたをし弱火で2分蒸し焼きにする。

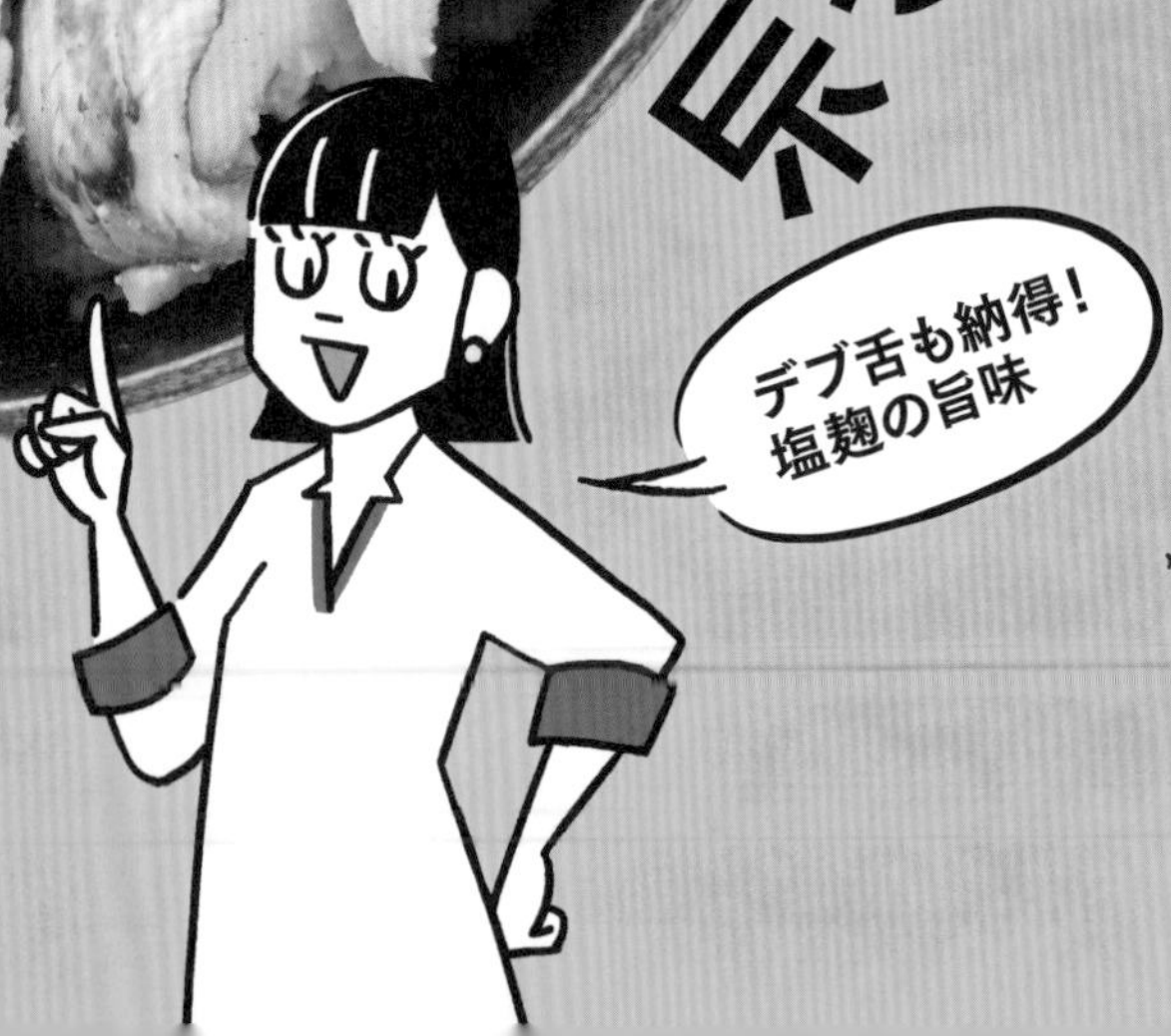

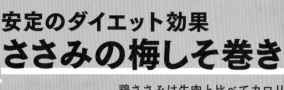

1日に必要な栄養素がこれだけ摂れる！

300kcal

糖質 39.1g

たんぱく質 24.1g

野菜の甘さをしっかり味わう
にんじんの真砂炒め

にんじんには、不溶性食物繊維や肌に嬉しいβカロテン、塩分を排出するカリウムが豊富。

▶材料（作りやすい分量）
- ●にんじん…1本
- ●たらこ…1/2はら（約30g）
- ●塩…少々
- ●酒・薄口しょうゆ…各小さじ1/2
- ●ごま油…小さじ1/2

▶作り方

1 にんじんは長さ4㎝の細切りにする。たらこは縦切り込みを入れ、スプーンで身をしごき出す。

2 小さめのフライパンに、ごま油を中火で熱し、にんじんを入れて2分ほど炒める。塩・酒・薄口しょうゆで調味し、たらこを加えてさっと炒め合わせる。

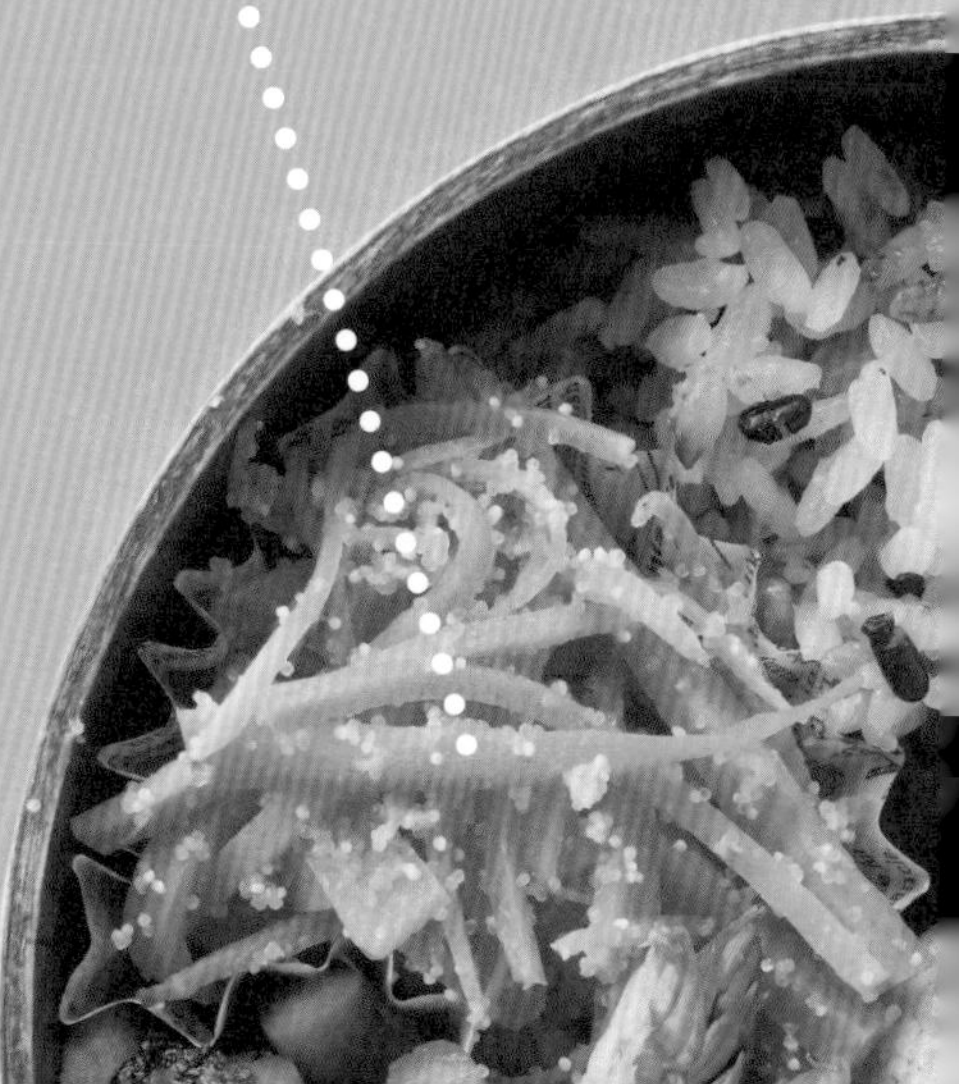

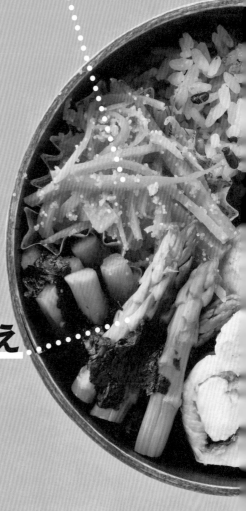

香りがごちそうに！
アスパラののりあえ

彩りが良く火が通りやすいアスパラは、栄養ドリンクでおなじみの疲労回復成分・アスパラギン酸や葉酸が豊富。

▶材料（作りやすい分量）
- ●グリーンアスパラ…6本（約150g）
- ●焼きのり…1/2枚
- ●しょうゆ…小さじ1

▶作り方

1 グリーンアスパラは、根元を落とし下1/3の皮を薄くむいて長さ4㎝に切る。耐熱容器に入れ、ラップをふんわりとかけて電子レンジで2分加熱。しょうゆをからめ、焼きのりをちぎって加え、ざっと混ぜる。

MEMO

のりの食物繊維量は、
1枚でみかん1個分！
こまめに活用を。

シャキふわな食感も楽しい

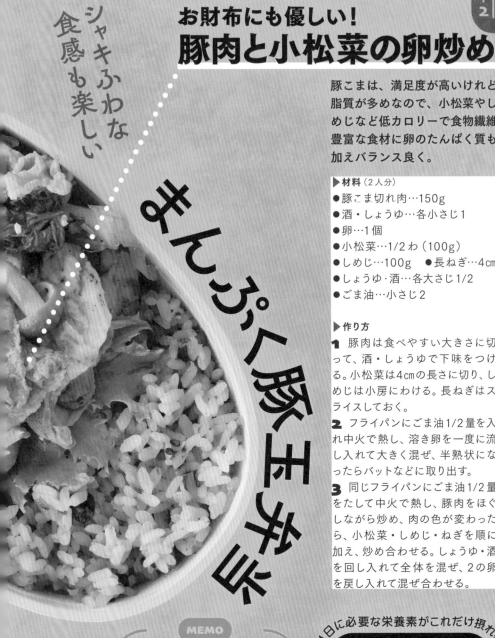

お財布にも優しい！

豚肉と小松菜の卵炒め

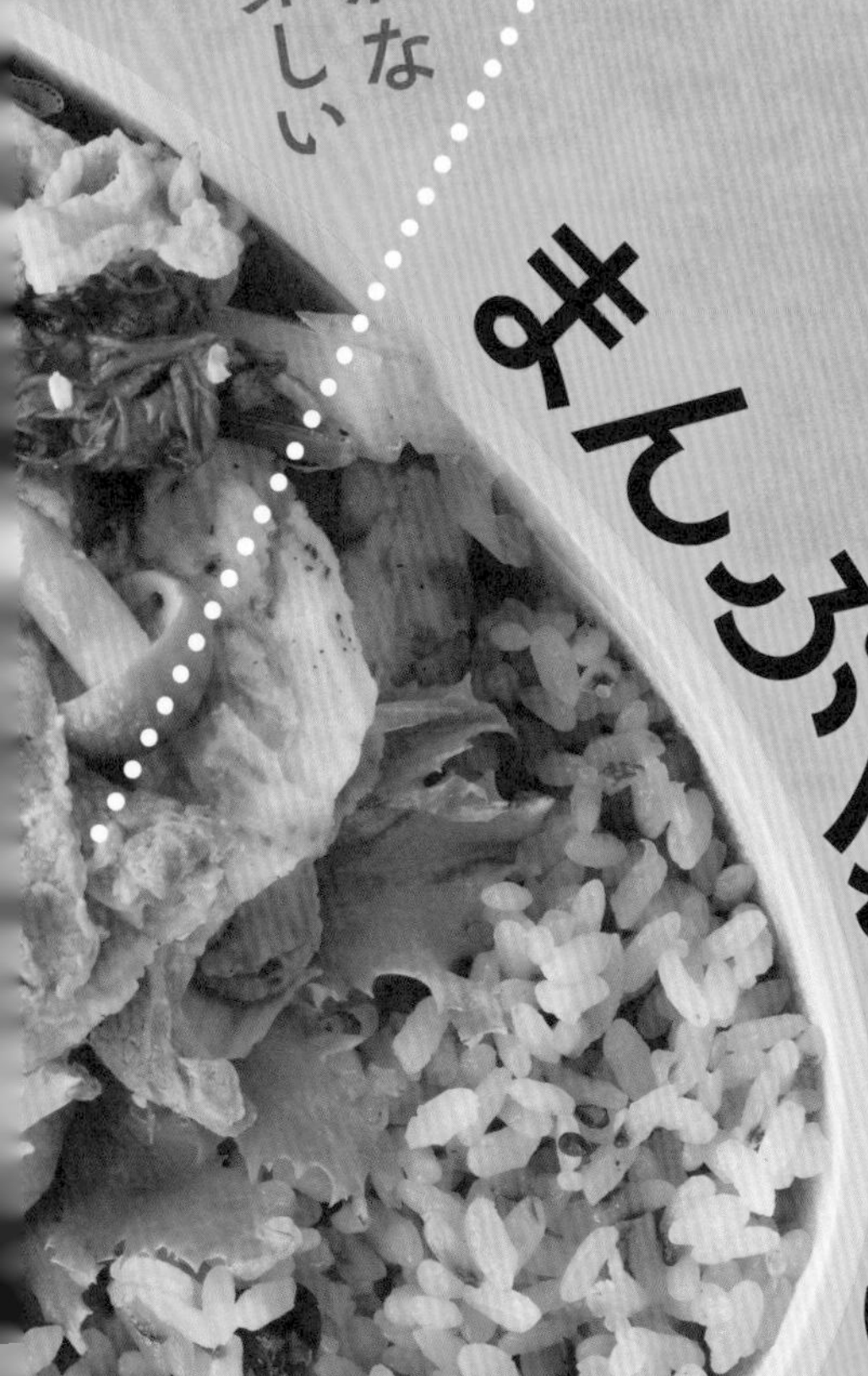

まんぷく豚玉弁当

豚こまは、満足度が高いけれど脂質が多めなので、小松菜やしめじなど低カロリーで食物繊維豊富な食材に卵のたんぱく質も加えバランス良く。

▶材料（2人分）

- ●豚こま切れ肉…150g
- ●酒・しょうゆ…各小さじ1
- ●卵…1個
- ●小松菜…1/2わ（100g）
- ●しめじ…100g　●長ねぎ…4㎝
- ●しょうゆ・酒…各大さじ1/2
- ●ごま油…小さじ2

▶作り方

1 豚肉は食べやすい大きさに切って、酒・しょうゆで下味をつける。小松菜は4㎝の長さに切り、しめじは小房にわける。長ねぎはスライスしておく。

2 フライパンにごま油1/2量を入れ中火で熱し、溶き卵を一度に流し入れて大きく混ぜ、半熟状になったらバットなどに取り出す。

3 同じフライパンにごま油1/2量をたして中火で熱し、豚肉をほぐしながら炒め、肉の色が変わったら、小松菜・しめじ・ねぎを順に加え、炒め合わせる。しょうゆ・酒を回し入れて全体を混ぜ、2の卵を戻し入れて混ぜ合わせる。

MEMO

卵を最初に炒めて出し、
後から加えると
形が残りキレイ。

1日に必要な栄養素がこれだけ摂れる！

369kcal

糖質 37.7g

たんぱく質 16.7g

シャキシャキ食感が美味!
ズッキーニのナムル

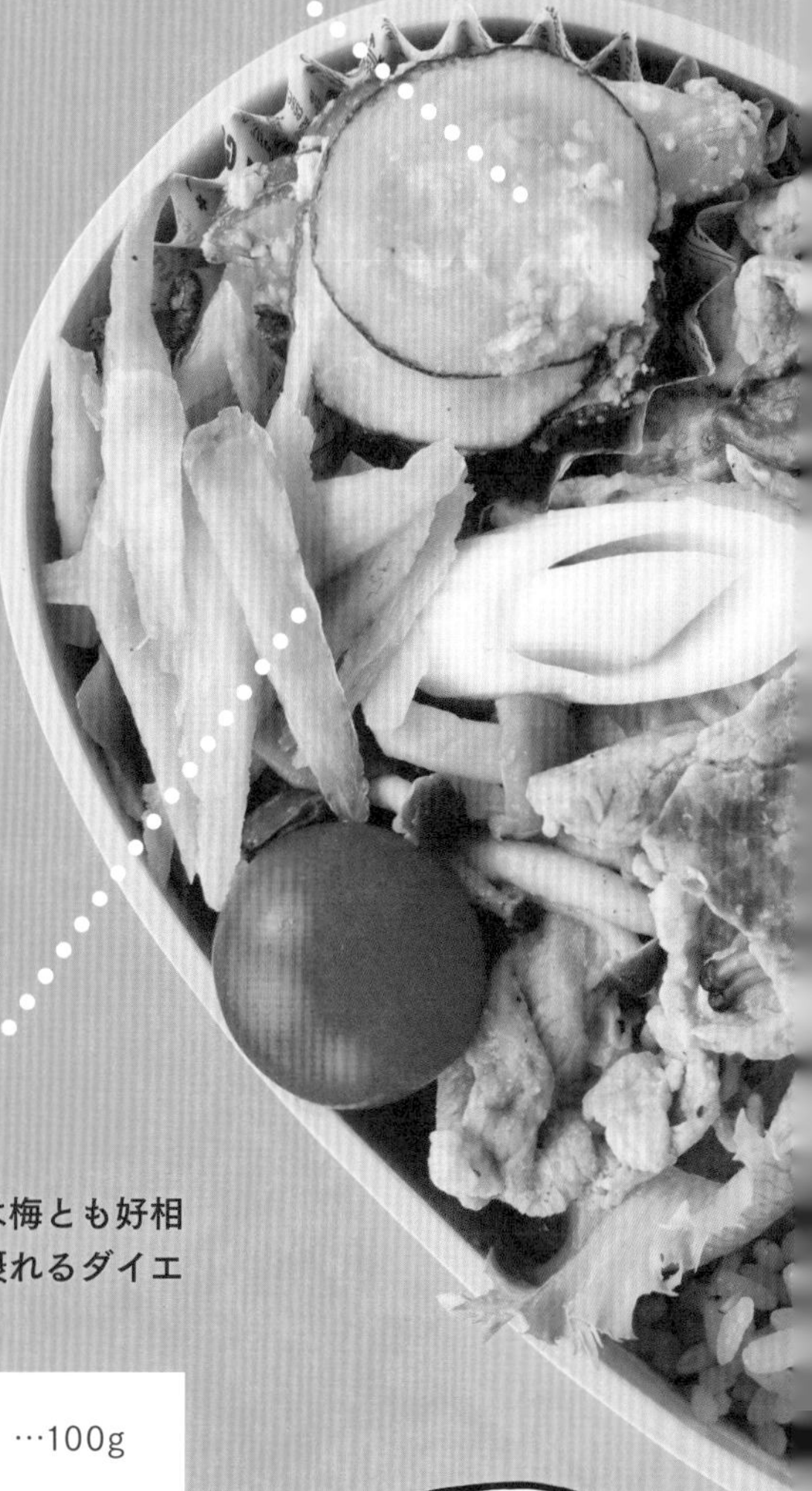

イタリアン食材と思われがちなズッキーニはさっと火が通せ、ごまとの相性も抜群で目先の変わる副菜。

▶材料（作りやすい分量）
- ●ズッキーニ…1本（約150g）
- ●白すりごま…大さじ2
- ●すりおろしにんにく…小さじ1/3
- ●塩…小さじ1/4
- ●ごま油…小さじ1/2

▶作り方

1 ズッキーニはヘタを切り、薄い輪切りにする。

2 フライパンにごま油を入れ中火で熱し、ズッキーニを2～3分炒める。火を止めて、白ごま・にんにく・塩を入れ混ぜる。

血糖値の急上昇も予防!
ごぼうの梅煮

甘辛なレシピが多いごぼうだけれど、実は梅とも好相性。血糖値の急上昇を抑えるイヌリンも摂れるダイエットの味方。

▶材料（作りやすい分量）
- ●ささがきごぼう（カットした冷凍品でもOK）…100g
- ●水…1/2カップ
- ●梅チューブ…小さじ1
- ●しょうゆ…大さじ1　●みりん…大さじ1

▶作り方

1 鍋にささがきごぼう・水・しょうゆ・みりんを入れてふたをして中火にかけ、煮立ったら弱めの中火で3～4分煮る。

2 ふたを外して梅チューブを加えて、汁気がなくなるまで煮からめる。

冷蔵庫にある
食品でやせる!

良質な脂で心も体も満足

ギョギョッとサラサラさわら弁当

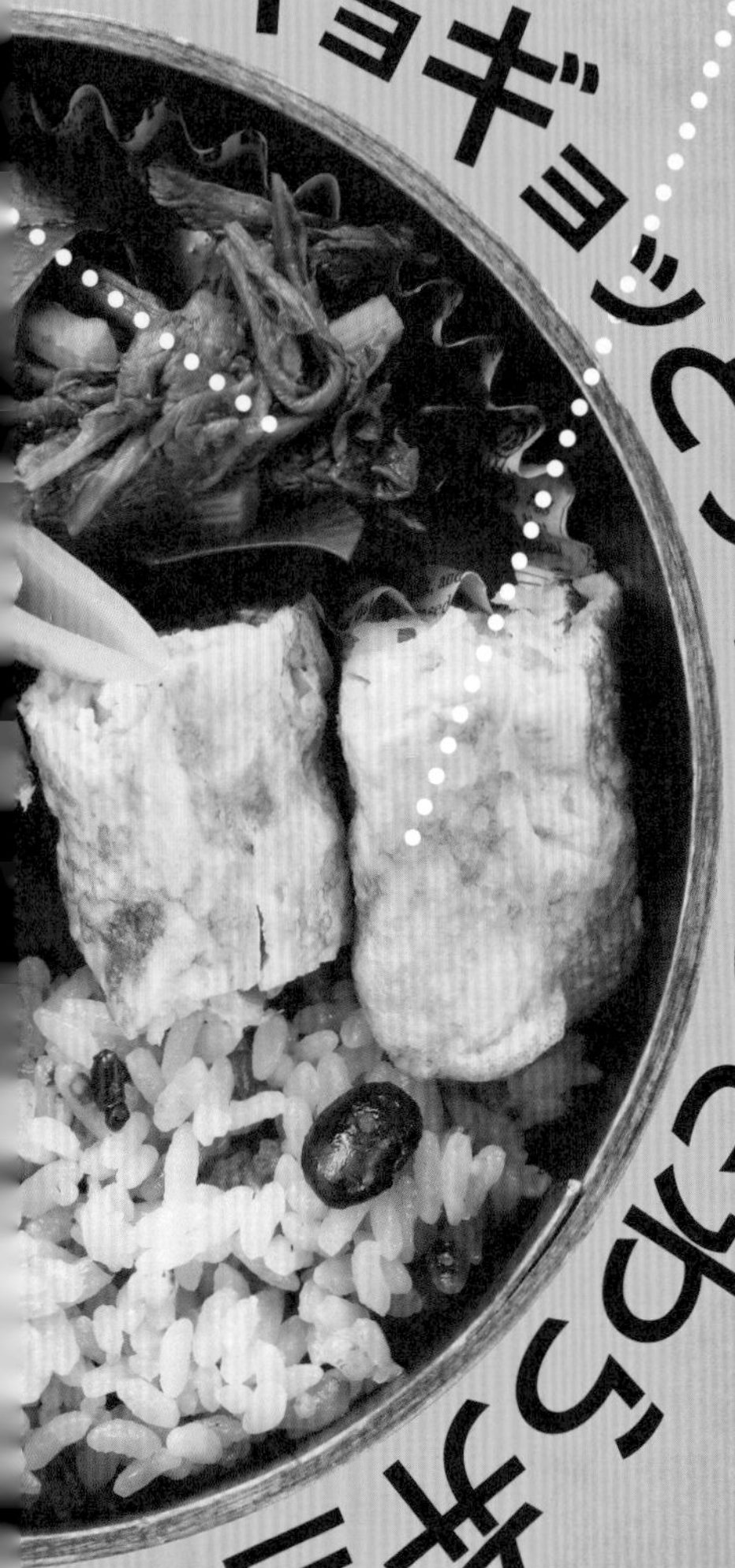

いろんな香りで
ワクワク！

切干の新たな魅力に開眼！
切干大根の卵焼き

カルシウムや食物繊維、ビタミンB1・B2など栄養豊富で保存もきく切干大根。桜えびの香ばしさとねぎの香り、卵の旨味で食べる切干は新鮮な美味しさ。

▶材料（2人分）
- ●卵…2個　●切干大根…10g
- ●塩…少々　●ごま油…小さじ1
- ●きざみねぎ…1本分
- ●桜えび…大さじ1
- ●みりん…小さじ1　●しょうゆ…少々

▶作り方

1 切干大根は水で戻し、水気を絞る。

2 ボウルに卵を割りほぐし、きざみねぎ・みりん・しょうゆを加える。

3 小さめのフライパンにごま油を入れて中火にかけ、1の切干大根を入れ30秒炒め、桜えびを入れさっと炒め2の卵液を入れて半熟状になるようにゆっくりと全体を混ぜて火を通し、弱火にしてふたをして1分焼き裏返して、ふたをしてさらに1分加熱する。

MEMO
歯ごたえ抜群で、
よく噛むから満腹感がでる
優秀惣菜！

1日に必要な栄養素がこれだけ摂れる！

448kcal

糖質 38.5g

たんぱく質 25.7g

苦味と香りで舌が目覚める
春菊とわかめのおひたし

ほろ苦さや香りが魅力である春菊は、食物繊維やミネラルたっぷりのわかめと合わせれば、副菜ながら栄養価が高く舌も満足する一品に。

▶**材料**（作りやすい分量）

- 春菊…1わ（200g）　●乾燥わかめ…2g
- 顆粒だし…少々　●しょうゆ…大さじ1/2
- 湯…大さじ1

▶**作り方**

1 春菊は4㎝に切る。塩少々（分量外）を加えた熱湯でさっとゆで、冷水にとって冷ます。水気を絞っておく。

2 わかめは5分ほど水でもどし、水気を絞って食べやすい大きさに切る。1と2をボウルに入れ、湯で溶いた顆粒だしとしょうゆであえる。

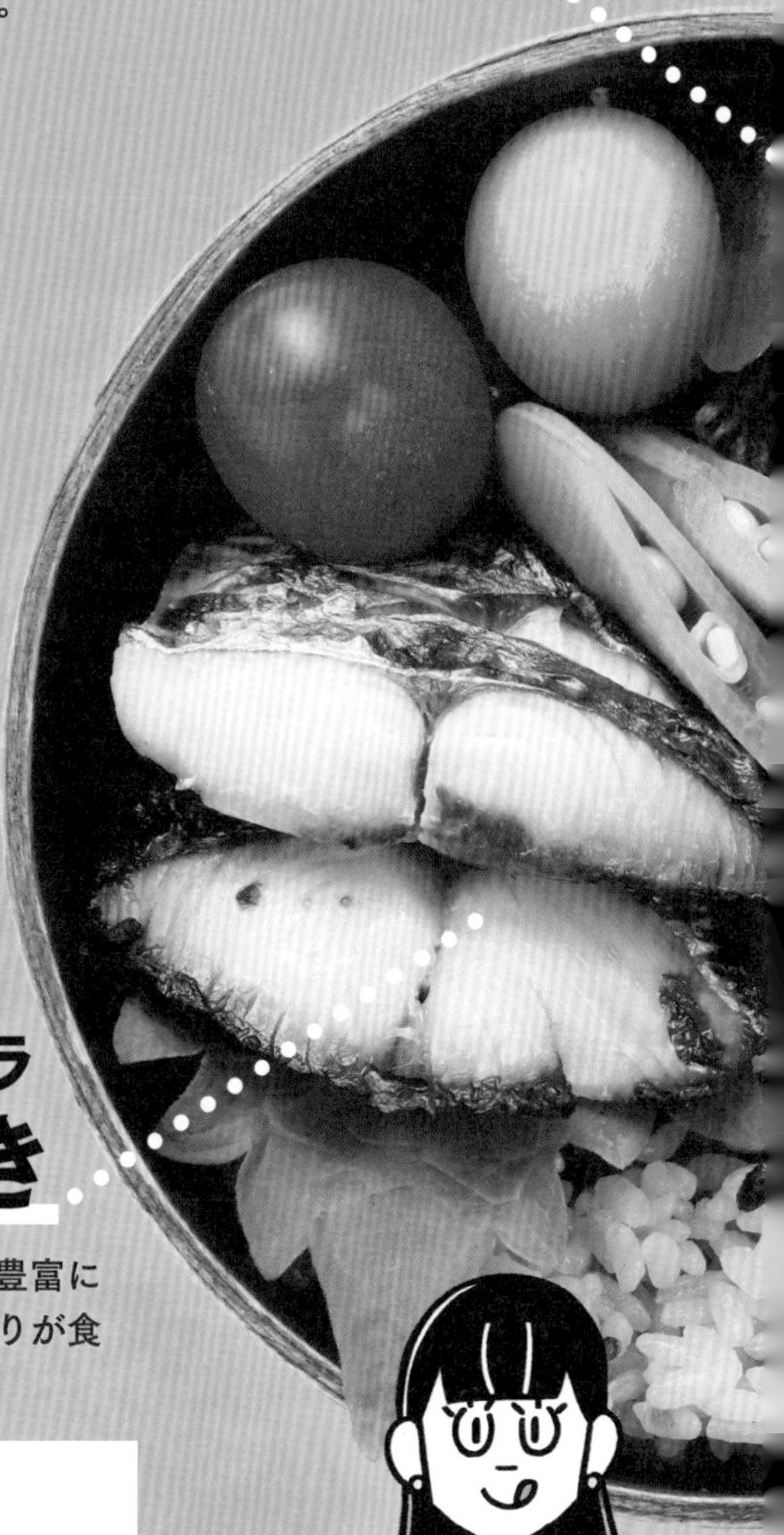

青魚パワーで血液サラサラ
さわらの幽庵焼き

さわらは、必須脂肪酸であるDHAやEPAを豊富に含む青魚。血液サラサラ効果も◎。ゆずの香りが食欲を誘うおかずでテンションアップ！

▶**材料**（2人分）

- さわら…2切れ（約180g）
- ゆず輪切り…2枚　●しょうゆ・みりん・酒…各大さじ1

▶**作り方**

1 バットにさわらとゆずを並べ、しょうゆ・みりん・酒を回しかけ、冷蔵庫で一晩おく。

2 1の汁気をふきとり、魚焼きグリル（両面焼き）で6～7分焼く。

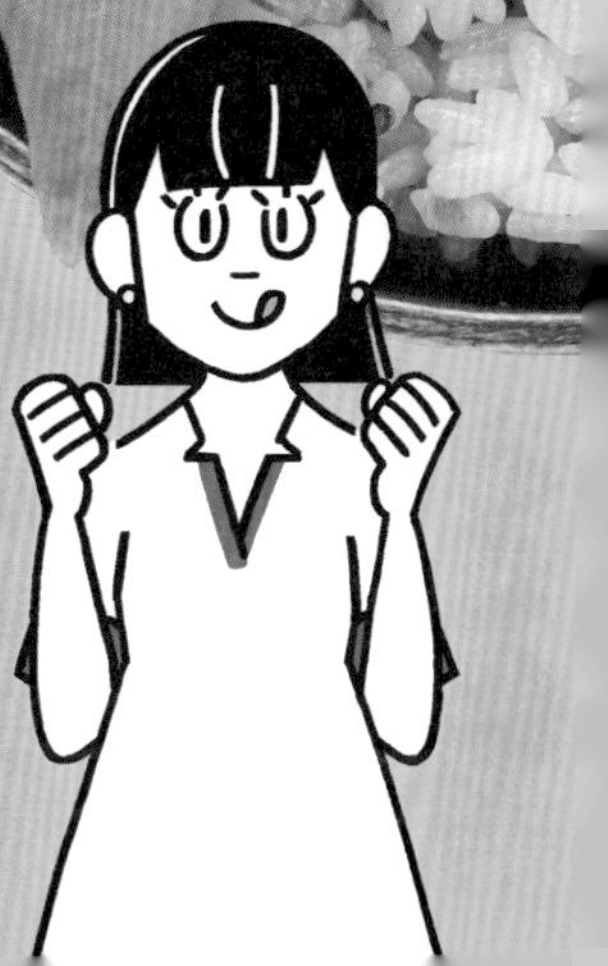

薄切り肉でもガツンと圧倒

安い薄切り肉が贅沢に変身
アスパラの牛肉照り焼き

ガツンとした牛肉には吸収されやすいヘム鉄が豊富なので、女性の鉄分補給にぴったり。アスパラとにんじんでビタミン補給も完璧。

カラフル照り照り弁当

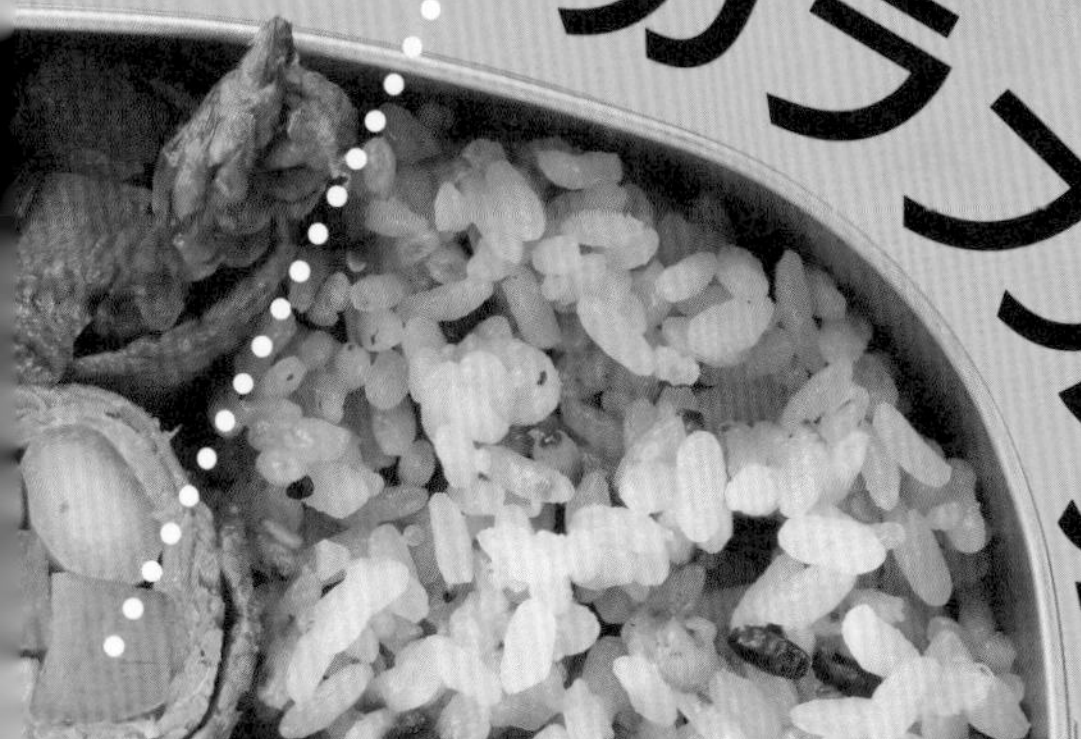

▶材料（2人分）
- グリーンアスパラ…4本（約200g）
- にんじん…100g
- 牛もも薄切り肉…8枚（120g）
- 酒・しょうゆ・みりん…各大さじ1・1/2
- ごま油…小さじ1/2

▶作り方

1 アスパラは根元の固い部分を切り落とし、下1/3くらいの皮をむいて、長さを半分に切る。にんじんは皮をむいて、アスパラの長さに合わせて切り、5㎜角の棒状に切り8本切る。

2 牛肉は、縦長に少しずらして2枚を重ねる。手前にアスパラを2切れにんじん2切れをのせて巻く。これを4本作る。

3 ごま油をしいたフライパンに2の巻き終わりを下にして並べ、中火で熱し時々転がしながら焼き色をつける。合わせ調味料を加え、弱めの中火で時々返しながら全体に照りが出るまで4分ほど焼く。食べやすい大きさに切る。

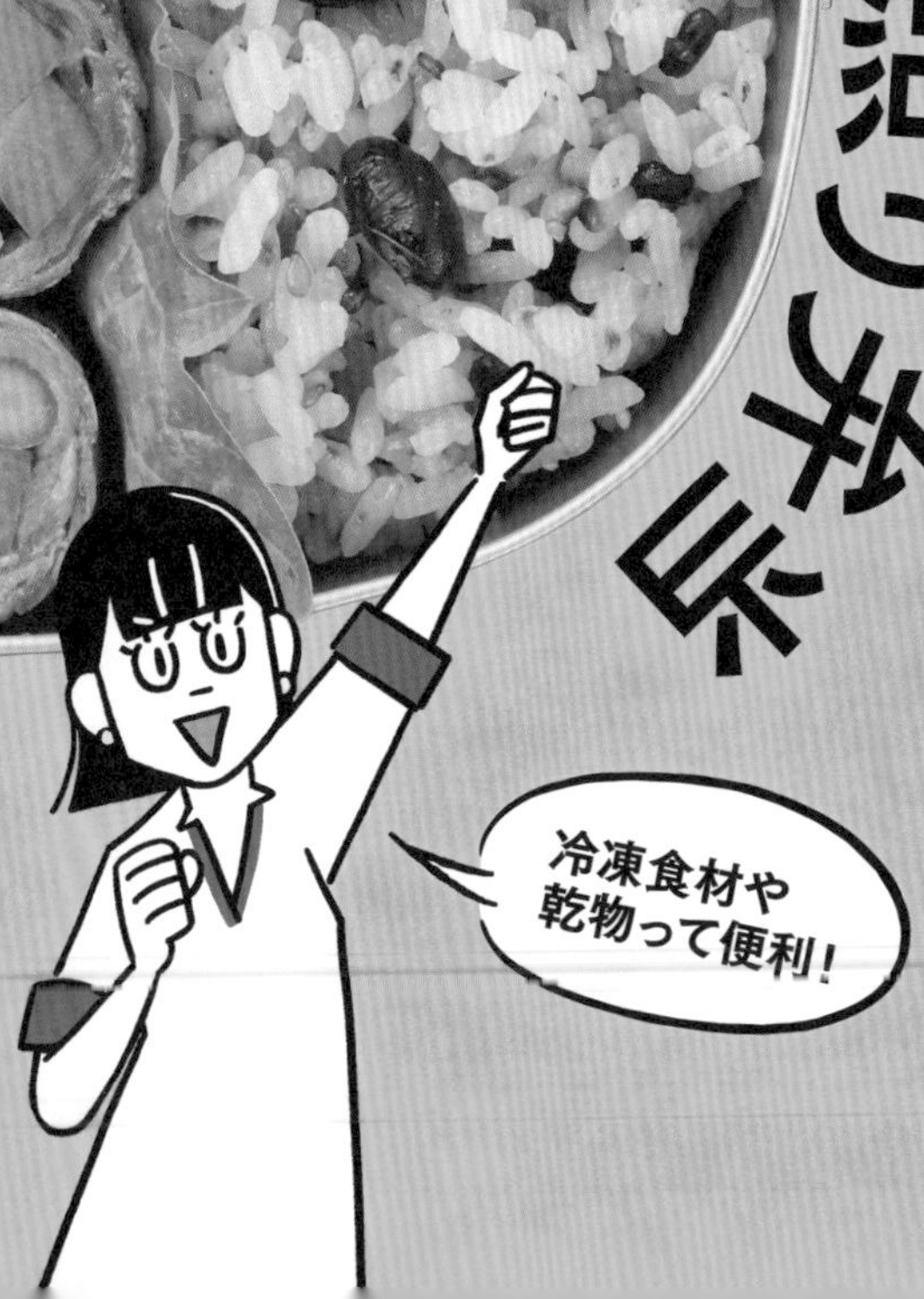

1日に必要な栄養素がこれだけ摂れる!

564kcal

糖質 48.3g

たんぱく質 21.6g

黄色と緑で見た目も華やぐ
絹さやの卵炒め

絹さやはビタミンC含有量が野菜の中でも群を抜いており、カロテンも豊富なので常備したい野菜のひとつ。

▶材料（2人分）
●卵…1個　●薄口しょうゆ…小さじ1/2
●みりん…小さじ2　●絹さや…40g
●米油…小さじ1

▶作り方
1 絹さやは筋を取り、塩少々（分量外）を加えた湯でさっとゆで、ざるにあげる。
2 ボウルに卵を溶きほぐし、薄口しょうゆとみりんを加える。
3 フライパンに米油を入れ中火にかけ、1をさっと炒め2の卵液を流し入れ、木べらでさっと炒め合わせる。

MEMO
小さめフライパンで
ゆでるのも兼用すると楽。

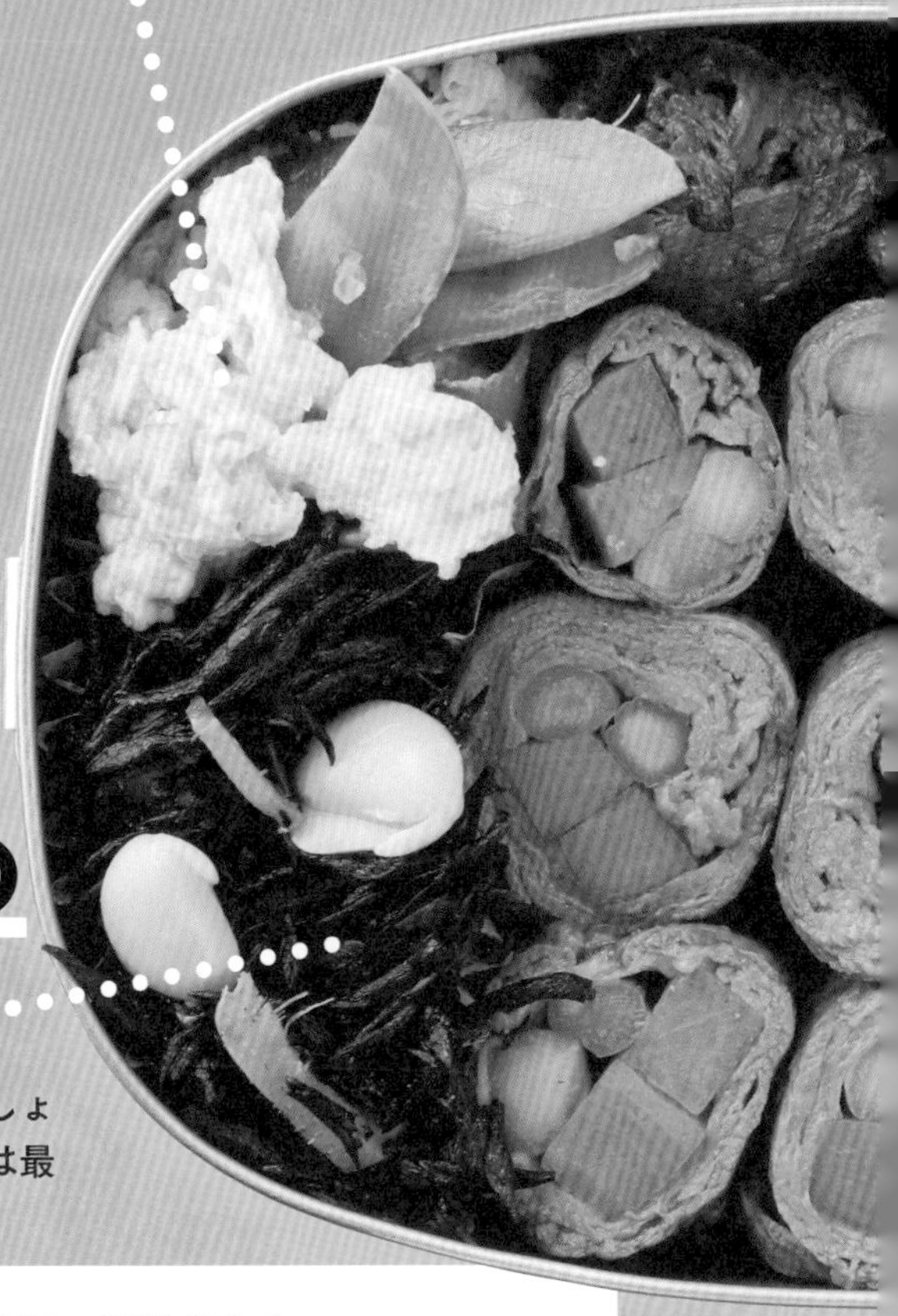

腸フレンドリーな一品
ひじきと枝豆のしょうが煮

食物繊維やカルシウム豊富なひじき。しょうがとだし汁の旨味があれば、調味料は最小限で済んでヘルシーに。

▶材料（作りやすい分量）
●芽ひじき（乾燥）…20g　●冷凍枝豆…200g（正味100g）
●しょうが…1かけ　●水…1カップ　●顆粒だし…小さじ1/2
●しょうゆ…大さじ1　●みりん…大さじ1　●ごま油…大さじ1/2

▶作り方
1 ひじきはたっぷりの水で20分ほどもどし、水気を切る。枝豆は解凍して、さやからだす。しょうがは皮をむいて千切りにする。
2 フライパンにごま油を入れ中火で熱し、ひじきとしょうがを入れて1分ほど炒め、水・顆粒だし・しょうゆ・みりんを入れて枝豆を加え、汁気がなくなるまで煮る。

スパイシーで
満たされる！

ローカロリー弁当

たんぱく質たっぷり
手羽元とゆで卵のピリ辛煮

リーズナブルな手羽元とゆで卵のおかずは、家計の強い味方！ たんぱく質がたっぷり摂れ、代謝が上がるおすすめの組み合わせ。にんにくを効かせて満足感アップ。

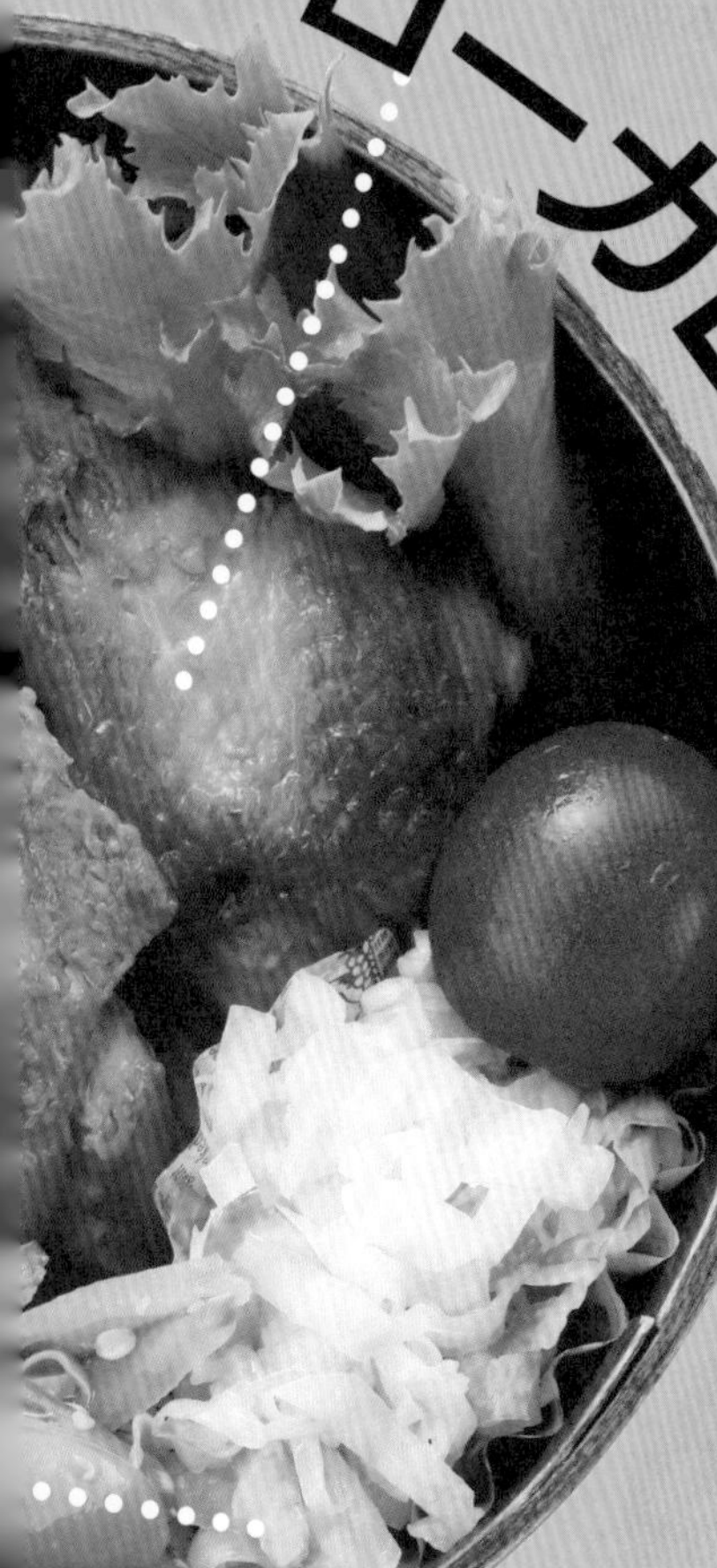

コクや旨味を
満喫して♡

▶材料（4人分）

●鶏手羽元…8本　●ゆで卵…2個
●にんにく…2かけ　●米油…小さじ1

〈煮汁〉

●唐辛子…1本　●しょうゆ…大さじ2
●みりん…大さじ1　●酒…大さじ1
●水…1カップ

▶作り方

1 フライパンに米油を中火で熱し、縦半分に切ったにんにくと手羽元を並べ入れる。強めの中火にし、時々返しながら全体に焼き色をつける。

2 余分な油をペーパータオルでふきとり、煮汁の材料をすべて入れる。ふたをして弱めの中火で15～20分煮る。

3 ふたを取ってゆで卵を加えて、フライパンを揺すりながら煮汁がほとんどなくなるまで煮からめる。

MEMO

煮切りみりんが余ったら
冷蔵庫で1週間ほど保存可。

1日に必要な栄養素がこれだけ摂れる！

405kcal

糖質 38.2g

たんぱく質 21.0g

箸が進むサクサク感
スナップえんどうのサラダ

調理が簡単なスナップえんどうは、ビタミンCや葉酸、ビタミンB1など栄養豊富。あっさりした味付けでも、サクサクした食感で美味しく食べられてヘルシー！

▶**材料**（作りやすい分量）
- スナップえんどう…140g
- 粒マスタード・酢…各大さじ1/2
- 塩…小さじ1/4
- オリーブオイル…大さじ1/2

▶**作り方**

1 スナップえんどうはヘタと筋を取り除き、熱湯で１～２分ゆでて水気を切り、斜め半分に切る。

2 ボールに粒マスタード・酢・塩・オリーブオイルを混ぜ合わせ１を加えあえる。

シャキピリ副菜で

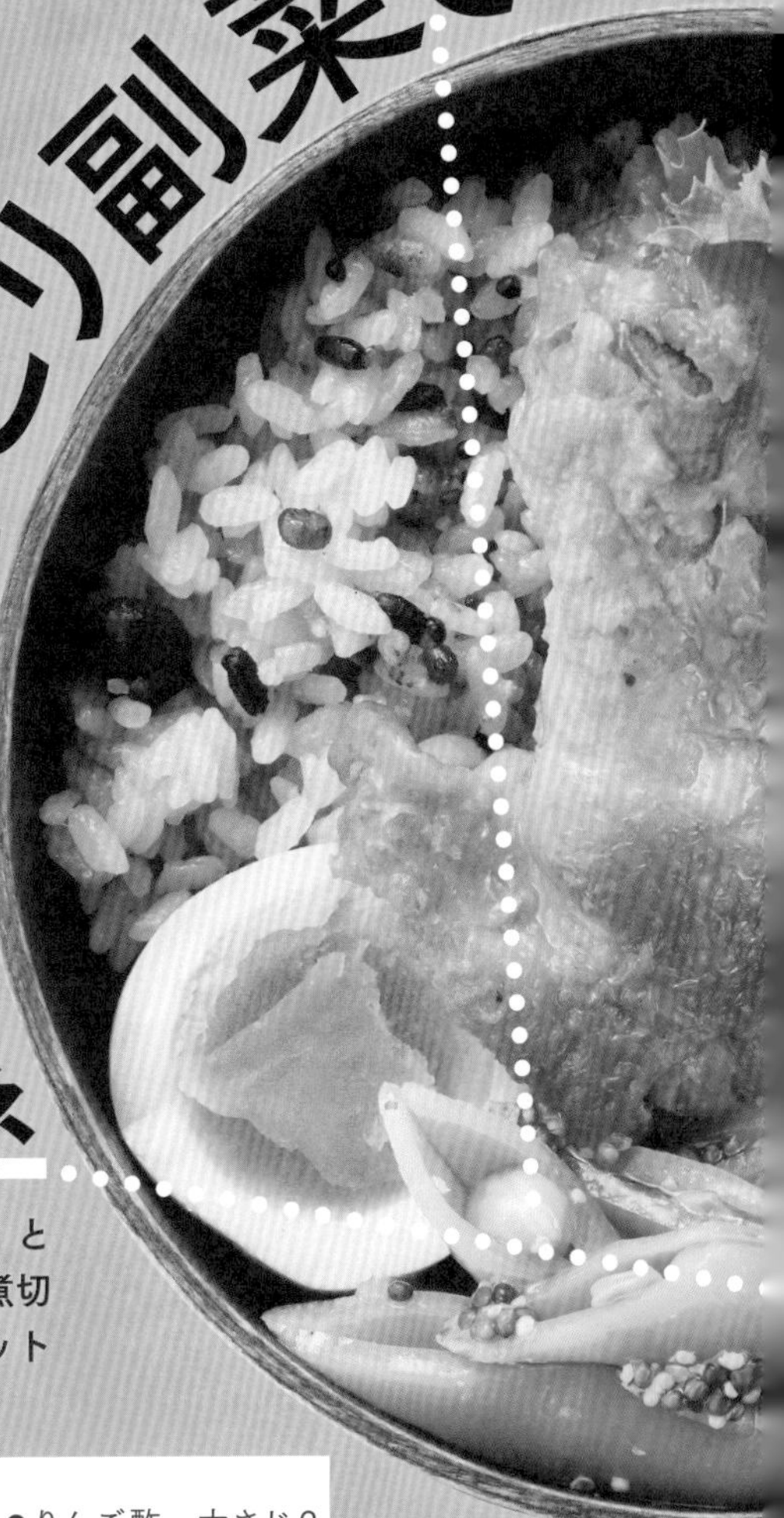

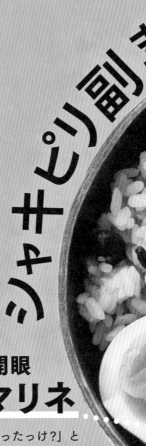

キャベツの魅力に開眼
キャベツのマリネ

「キャベツってこんなに美味しかったっけ?」と驚く味わいの秘密は、りんご酢の爽やかさと煮切りみりんのコク。味覚が研ぎ澄まされダイエットのモチベアップ!

▶**材料**（作りやすい分量）
- キャベツ…1/4個（200g）
- 塩…小さじ1/3
- りんご酢…大さじ2
- オリーブオイル…大さじ1
- 煮切りみりん…小さじ1

▶**作り方**

1 キャベツは千切りにし、塩を揉み込み10分置く。水気をしっかりと絞る。

2 りんご酢・オリーブオイル・煮切りみりんを加えて混ぜ合わせる。

食物繊維がたっぷり！

お腹すっきり美腸弁当

見事なカサ増しマジック！
豚肉ときのこの香味蒸し

ごまの風味で食欲をそそり、たっぷりのきのこで腹持ちが良く、しかも低糖質という神おかず。あっさりした食材でも香りや食感でごちそうに仕上がると納得。

▶**材料**（2人分）

- ●エリンギ…1パック（100g）
- ●しめじ…100g
- ●豚ロース薄切り肉…160g
- ●ねぎ…10㎝
- ●ごま油…大さじ1/2
- ●塩…小さじ1/2　●酒…大さじ1

〈ごまだれ〉

- ●白すりごま…大さじ2
- ●しょうゆ…大さじ1
- ●酢…大さじ1/2

▶**作り方**

1 エリンギは食べやすい細さに裂く。しめじは石づきを切ってほぐす。合わせてボールに入れ、ざっと混ぜる。ねぎは斜めに薄切りにする。小さいボウルにたれの材料を入れ混ぜる。

2 フライパンにごま油を入れ、エリンギ・しめじを入れる。豚肉を全体にのせてねぎを散らす。塩・酒をふり、ふたをして強火にかけて3～4分蒸し煮にする。ごまだれを回しかける。

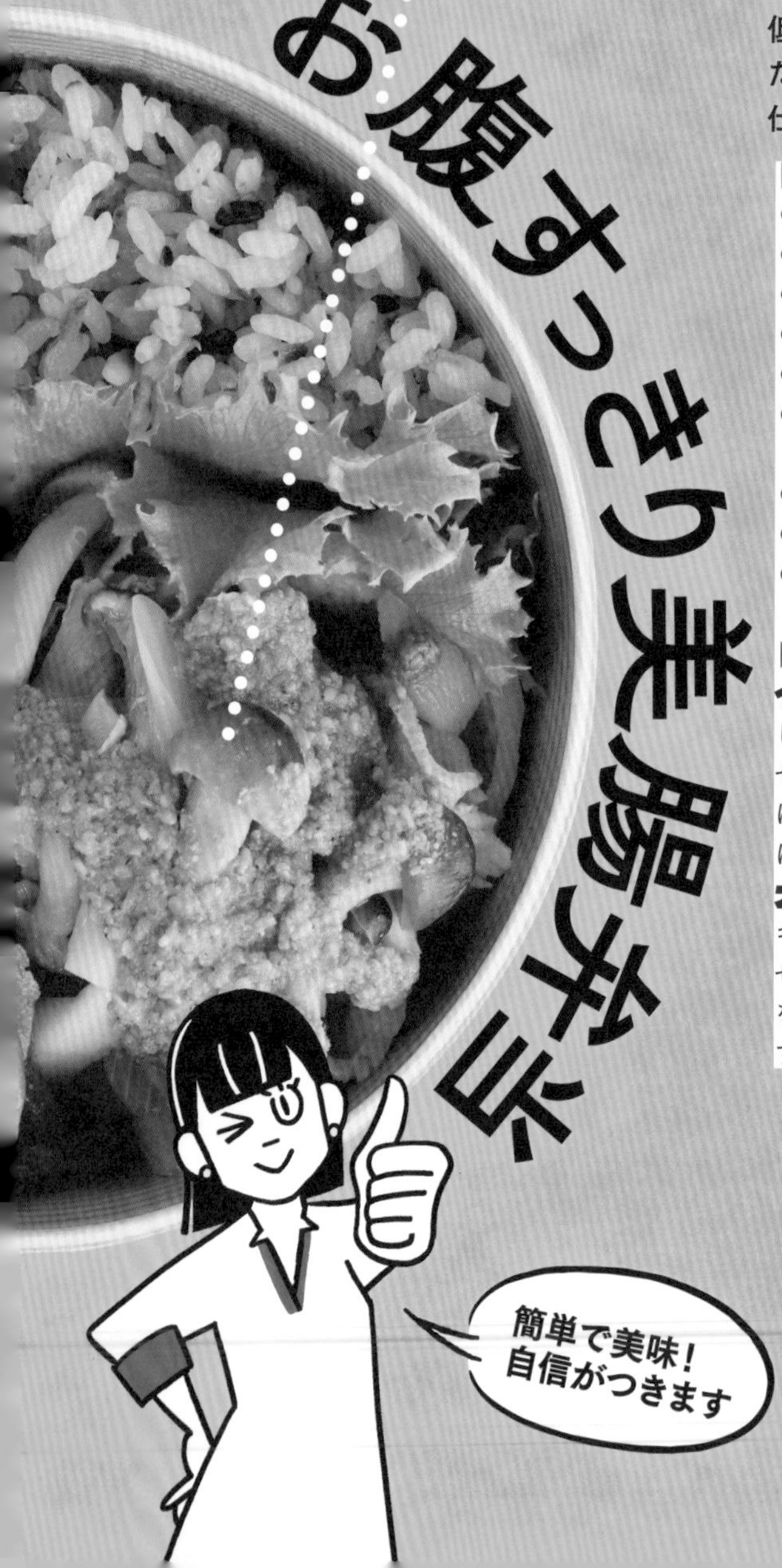

1日に必要な栄養素がこれだけ摂れる！

439kcal

糖質 41.6g

たんぱく質 22.7g

ツナ入りで新鮮な味に

ほうれん草とツナのごまあえ

すぐ火が通り、鉄分や食物繊維など栄養満点なほうれん草はお弁当の定番食材。ツナを加えると食べごたえがアップし、味つけが控えめでも満足感ある仕上がりに。

▶**材料**（作りやすい分量）

●ほうれん草…1わ（200g）　●ツナ水煮缶…1缶（70g）

●白すりごま…大さじ1　●しょうゆ…小さじ1

▶**作り方**

1 ほうれん草は塩少々（分量外）を加えた熱湯でゆで、冷水に取り出し冷ましてから水気をしっかり切り、4㎝に切る。

2 ツナは缶汁を切り、1と合わせ、白すりごま・しょうゆを入れ混ぜ合わせる。

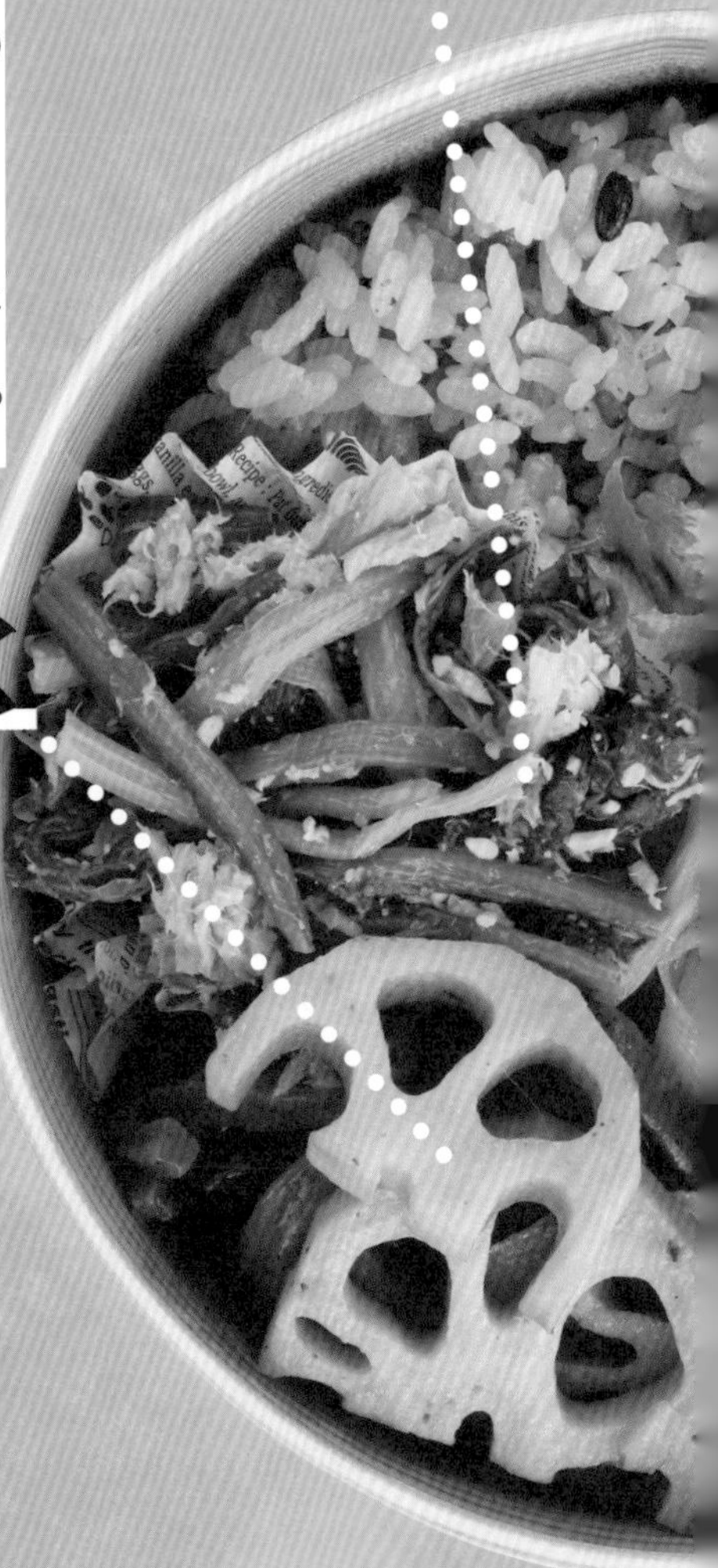

お腹のお掃除食材の共演

れんこんとこんにゃくのきんぴら

シャキシャキ食感のれんこんは、よく噛んで味わうため味覚トレーニングにぴったり。低糖質で食物繊維豊富なこんにゃくと組み合わせると黄金のダイエット副菜に。

▶**材料**（作りやすい分量）

●れんこん…1節（約100g）

●つきこんにゃく…150g　●赤唐辛子…1/2本

●酒・みりん・しょうゆ…各大さじ1

●ごま油…大さじ1/2

▶**作り方**

1 れんこんは皮をむき、幅5㎜の半月切りにする。つきこんにゃくは塩少々（分量外）をふってもみ、洗い流す。

2 フライパンに、ごま油を入れ中火で熱し、1のれんこんとこんにゃく、小口切りにした赤唐辛子を入れて、2分ほど炒める。水大さじ2（分量外）・酒・みりん・しょうゆを加え、ふたをして弱火で2分ほど煮て、ふたを外し汁気がなくなるまで炒める。

MEMO

こんにゃくの食物繊維は便秘対策にも最適。

スパイスと薬味がイイ！

香りで満足感アップ弁当

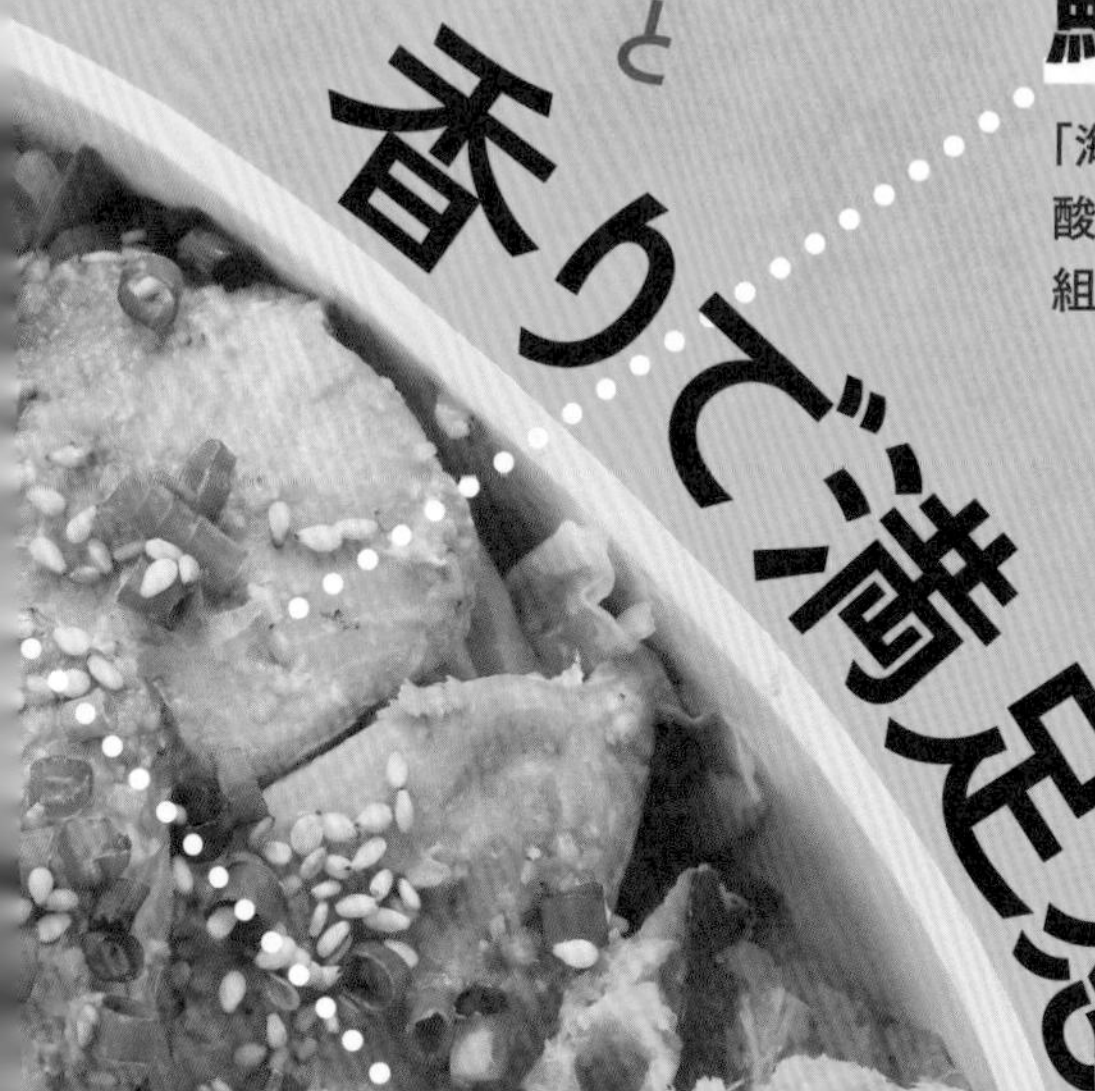

味噌の旨味がたまらない
鮭のごま味噌煮

「海のスーパーフード」とも言われるほど抗酸化成分豊富な鮭と発酵調味料である味噌の組み合わせ。アンチエイジングにもぴったり。

▶材料（2人分）

- ●生鮭の切り身…2切れ
- ●キャベツの葉…3枚（180g）
- ●玉ねぎ…1/4個

〈ごま味噌だれ〉

- ●味噌・酒・すりごま…各大さじ1
- ●みりん…大さじ1/2
- ●おろしにんにく…小さじ1/2

▶作り方

1 キャベツは3㎝角に切る。玉ねぎは薄切りにする。ごま味噌だれの材料を合わせておく。

2 耐熱皿に、キャベツ・玉ねぎを広げ、鮭をのせる。ごま味噌だれを全体に回しかけ、ふんわりとラップをかけて電子レンジで約6分加熱し、そのまま2分蒸らす。お好みできざみねぎと白ごま（分量外）を散らす。

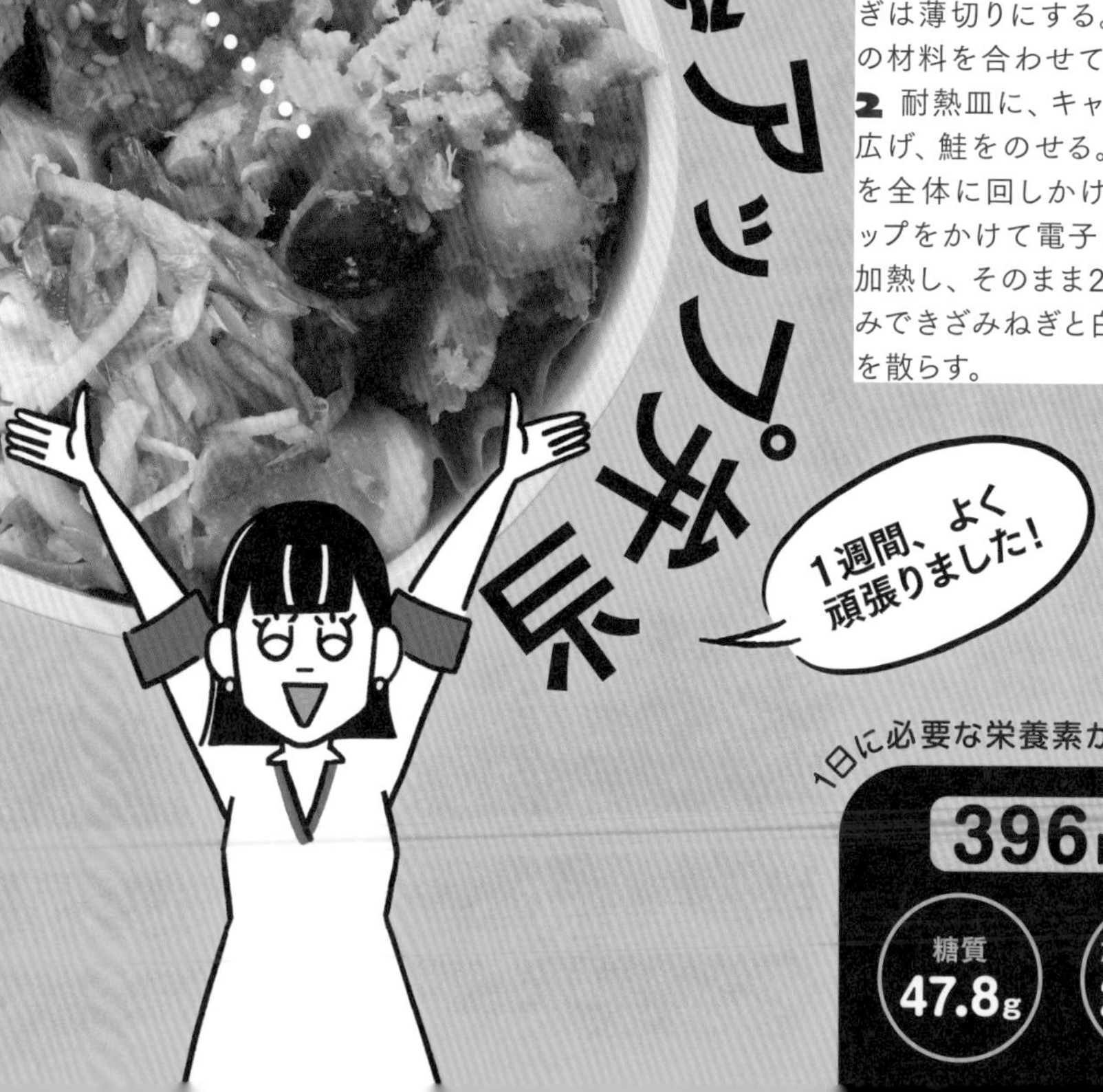

1日に必要な栄養素がこれだけ摂れる！

396kcal

糖質 **47.8g**

たんぱく質 **22.8g**

パックで調理が楽々！
かぼちゃとお豆のサラダ

たんぱく質豊富な豆。香りや旨味、食感がいいので、水煮缶ではなくドライパックを使うことで満足感アップ。

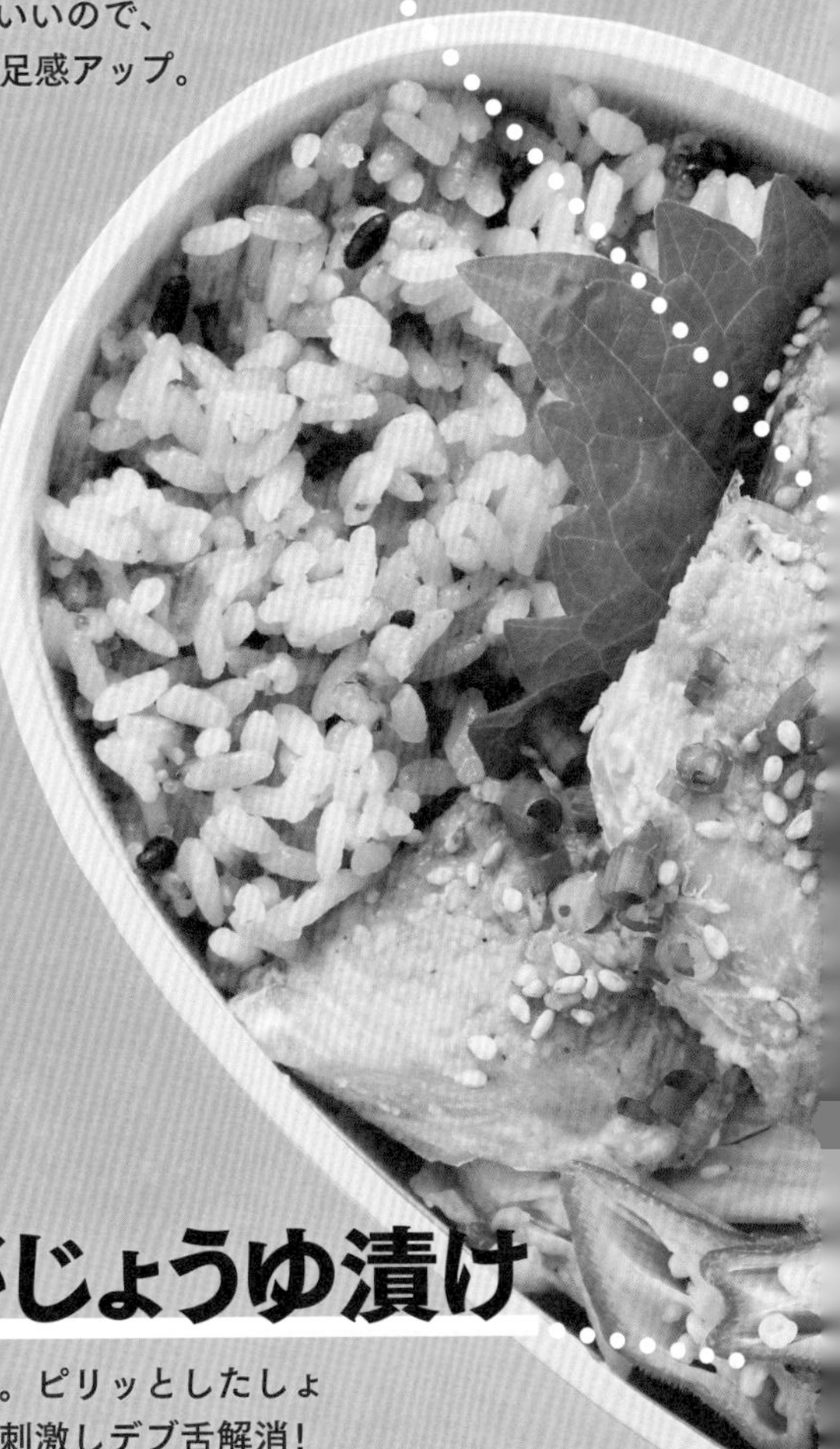

▶**材料**（作りやすい分量）

- かぼちゃ…150g
- ミックスビーンズ（ドライパック）…50g
- ツナ水煮缶…1/2缶　●酢…大さじ1
- オリーブオイル…小さじ2
- 塩…小さじ1/3　●黒こしょう…少々

▶**作り方**

1 かぼちゃは種を除いて、3cm角に切り耐熱ボウルに入れてふんわりとラップをかけて、電子レンジで3分30秒加熱する。かぼちゃの水気を切り、ミックスビーンズ・缶汁を切ったツナを入れ、酢・オリーブオイル・塩・こしょうであえる。

MEMO

市販の冷凍かぼちゃをレンチンしてもOK。

香ばしさでごちそうに
オクラのしょうがじょうゆ漬け

糖質の吸収を抑えるペクチン豊富なオクラ。ピリッとしたしょうがと桜えびの香ばしさで、味覚も嗅覚も刺激しデブ舌解消！

▶**材料**（作りやすい分量）

- オクラ…1袋

〈しょうがじょうゆ〉

- しょうが…1/2かけ　●桜えび…大さじ2　●みりん…大さじ1
- しょうゆ…大さじ1/2　●塩…小さじ1/4　●水…大さじ2

▶**作り方**

1 しょうがは千切りにしてボールに入れ、残りのしょうがじょうゆの材料をすべて入れる。

2 オクラはヘタの先を切って、がくのまわりの角をそぎ取り、塩少々（分量外）をふってもむ。熱湯で1分30秒ほどゆでてお湯を切り、粗熱が取れたら斜め切りにする。1のしょうがじょうゆのボールに入れて10分ほどなじませる。

薬味が決め手！

しょうがの旨味でガツン！
蒸し鶏のしょうがだれ

ガツンとヘルシー蒸し鶏弁当

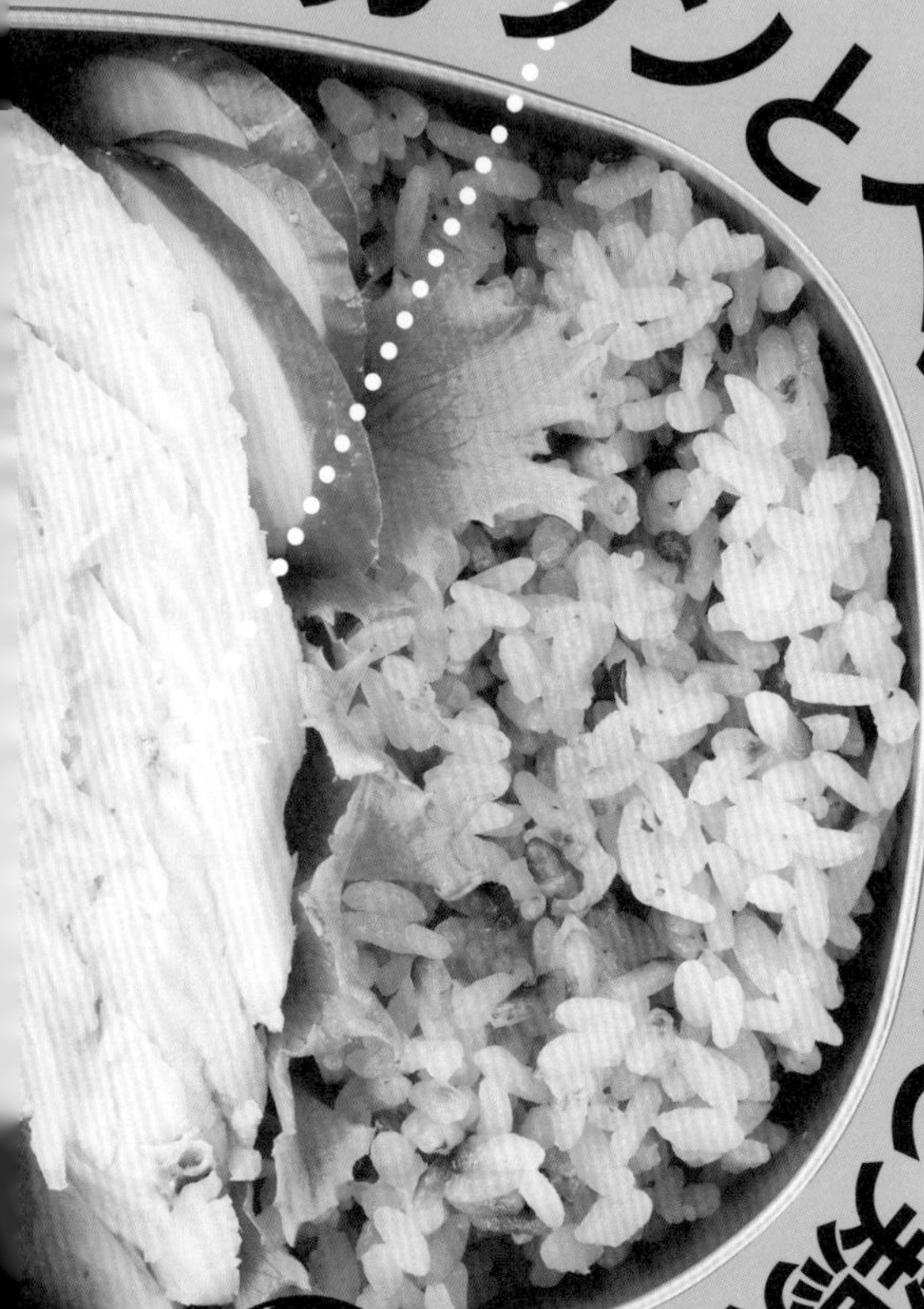

しょうがでお弁当に合うパンチの効いた一品に。じんわり蒸すことで身の縮みを防ぎ、冷めても美味しいしっとり仕上げに。

▶材料（2人分）

- ●鶏むね肉…1枚（200g）
- ●酒…小さじ1
- ●塩…小さじ1/4
- ●しょうが…1/2かけ
- ●ごま油…小さじ1
- ●塩…小さじ1/4

▶作り方

1 しょうがは皮をむいて千切りにし、ごま油と塩を合わせる。

2 鶏肉はフォークを全体にまんべんなく刺して穴をあける。耐熱皿に鶏肉を皮目を上にして並べ入れ、しょうがの皮をのせて、酒と塩をふる。ラップをふんわりとかけ、電子レンジで約4分加熱し、そのまま冷ます。

3 2の鶏肉は幅8㎜に切り、1のたれをかける。

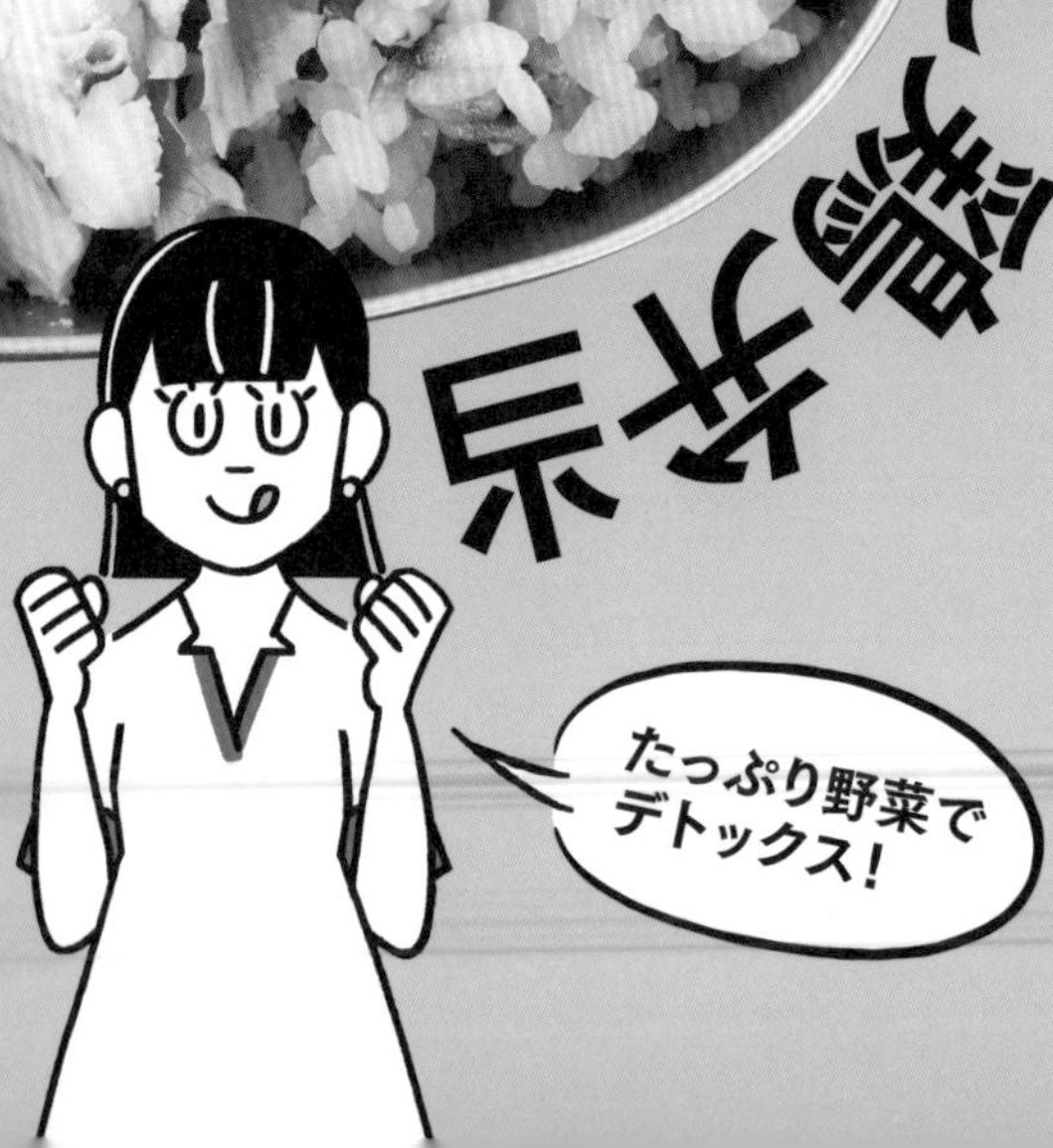

1日に必要な栄養素がこれだけ摂れる！

329kcal

糖質 36.2g
たんぱく質 25.0g

やせスイッチON!
にんじんとさば缶のしりしり

さばなど青魚に多く含まれるEPAは、食欲をコントロールするGLP-1（通称“やせホルモン”）の分泌をサポート。

▶**材料**（作りやすい分量）
- にんじん…小２本
- 鯖の水煮缶…１缶
- しょうゆ…小さじ１
- 溶き卵…１個分
- みりん…大さじ１
- 塩…少々
- ごま油…大さじ1/2

▶**作り方**

1 にんじんは皮をむき、斜め薄切りにしてから千切りにする。

2 フライパンにごま油を中火で熱し、さば缶を入れほぐしながら2分ほど炒め水分を飛ばし、にんじんを加えて1分ほど炒める。にんじんがしんなりしてきたら、しょうゆ、みりんと塩を加え、溶き卵を流し入れ炒め合わせる。

MEMO
あれば千切り用のスライサーを使うと、切る手間が省け時短に。

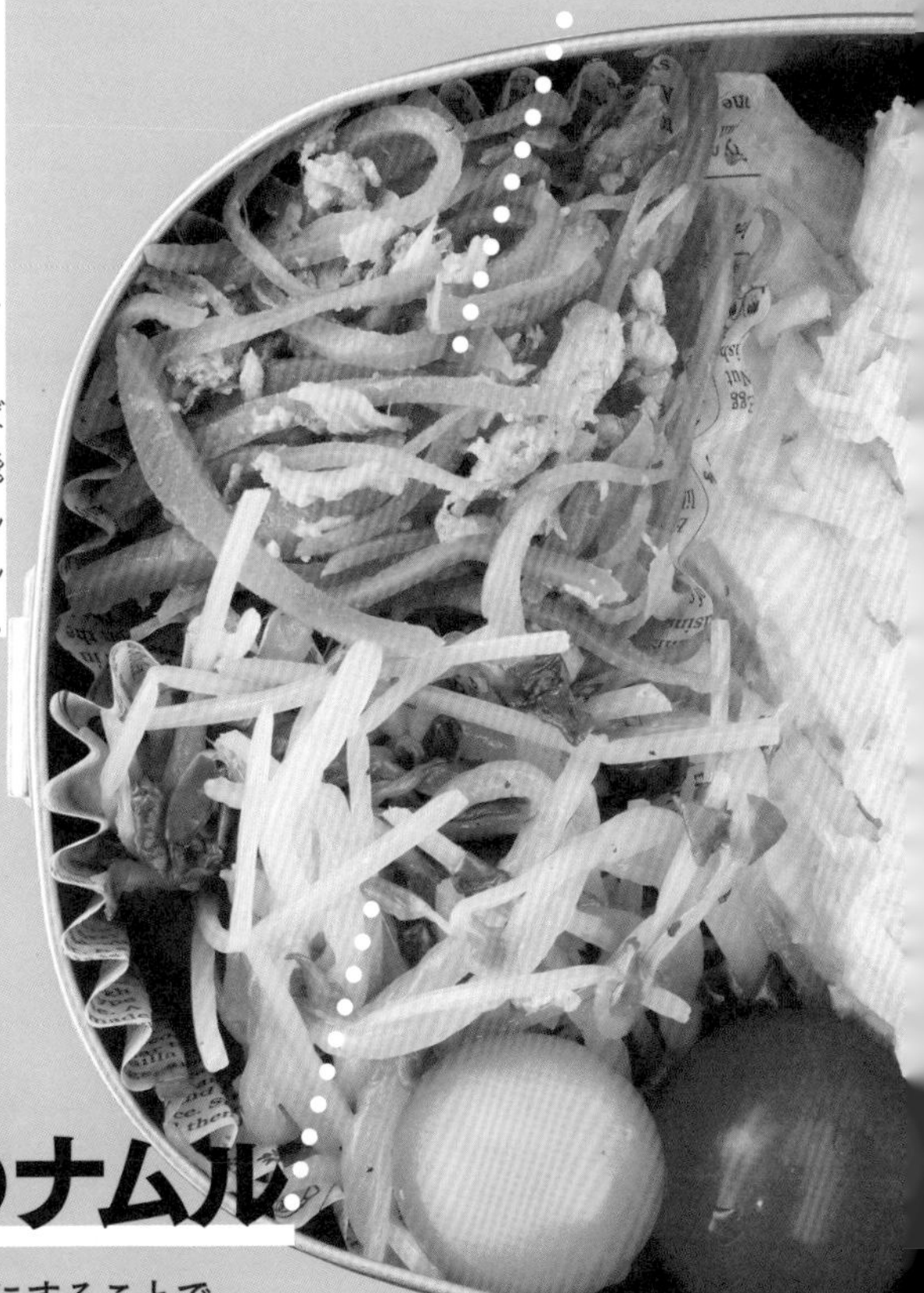

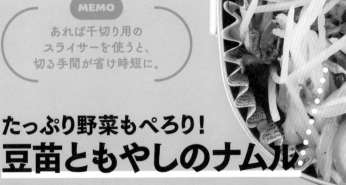

たっぷり野菜もぺろり!
豆苗ともやしのナムル

お財布に優しい豆苗ともやしをナムルにすることで、食物繊維やビタミンB群を豊富に摂れる一品。鶏がらスープの素が旨味をプラス!

▶**材料**（作りやすい分量）
- 豆苗…1パック（100g）
- もやし…1袋（200g）
- 塩・こしょう…各少々
- 鶏がらスープの素…小さじ1
- ごま油…小さじ2

▶**作り方**

1 豆苗は根元を切り、長さを3等分にして、もやしとともに耐熱ボールに入れ、ふんわりとラップをかけて、電子レンジで４分加熱する。粗熱が取れたら水気を絞り、塩・こしょう・鶏がらスープの素・ごま油であえる。

甘辛だれでガッツリ！ ヘルシーでジューシーな肉巻き弁当

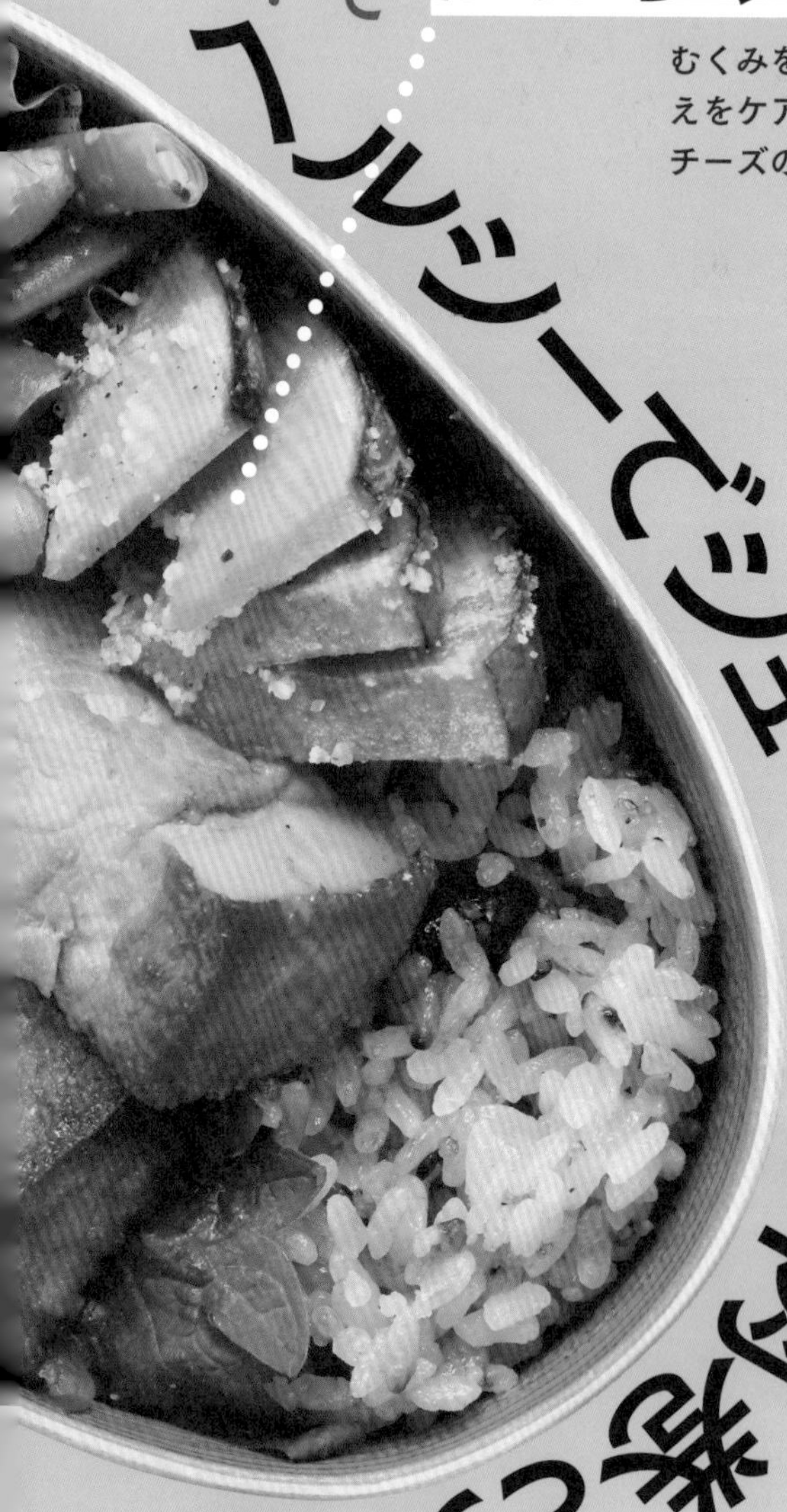

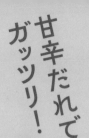

高たんぱくな厚揚げはダイエットの味方！

コクと旨味で胃が喜ぶ かぼちゃのスパイス焼き

むくみを排出するカリウムや、巡りをよくして冷えをケアできるビタミンEを豊富に含むかぼちゃ。チーズの旨味やカレーの香りが美味しさに。

▶材料（作りやすい分量）

- かぼちゃ…150g
- オリーブオイル…大さじ1/2
- 粉チーズ…大さじ1/2
- 塩…少々
- 粗びき黒こしょう…少々
- カレー粉…少々

▶作り方

1 かぼちゃは、種とワタを取り、くし形の薄切りにする。

2 耐熱皿にかぼちゃを並べ入れふんわりとラップをかけて3分半加熱する。オリーブオイル・黒こしょう・カレー粉をふり、粉チーズをかける。

1日に必要な栄養素がこれだけ摂れる！

503kcal

糖質 **43.0g**

たんぱく質 **22.1g**

ピリリとアクセントに
さやいんげんのマスタードあえ

粒マスタードの酸味が、いんげんの甘さを際立たせる副菜。利尿作用のあるカリウムを豊富に含むから、むくみや冷えが気になる人にぴったり!

▶**材料**(作りやすい分量)
- さやいんげん…小1袋(約140g)
- 粒マスタード…大さじ1
- しょうゆ…小さじ1

▶**作り方**

1 さやいんげんはヘタを切り、耐熱皿に並べラップをふんわりかけて電子レンジで1分加熱する。加熱後は長さを3～4等分に切る。水気を切り、粗熱を取る。ボールに入れ、粒マスタード・しょうゆであえる。

MEMO

マスタードの酸味・辛味としょうゆの香りは相性抜群!

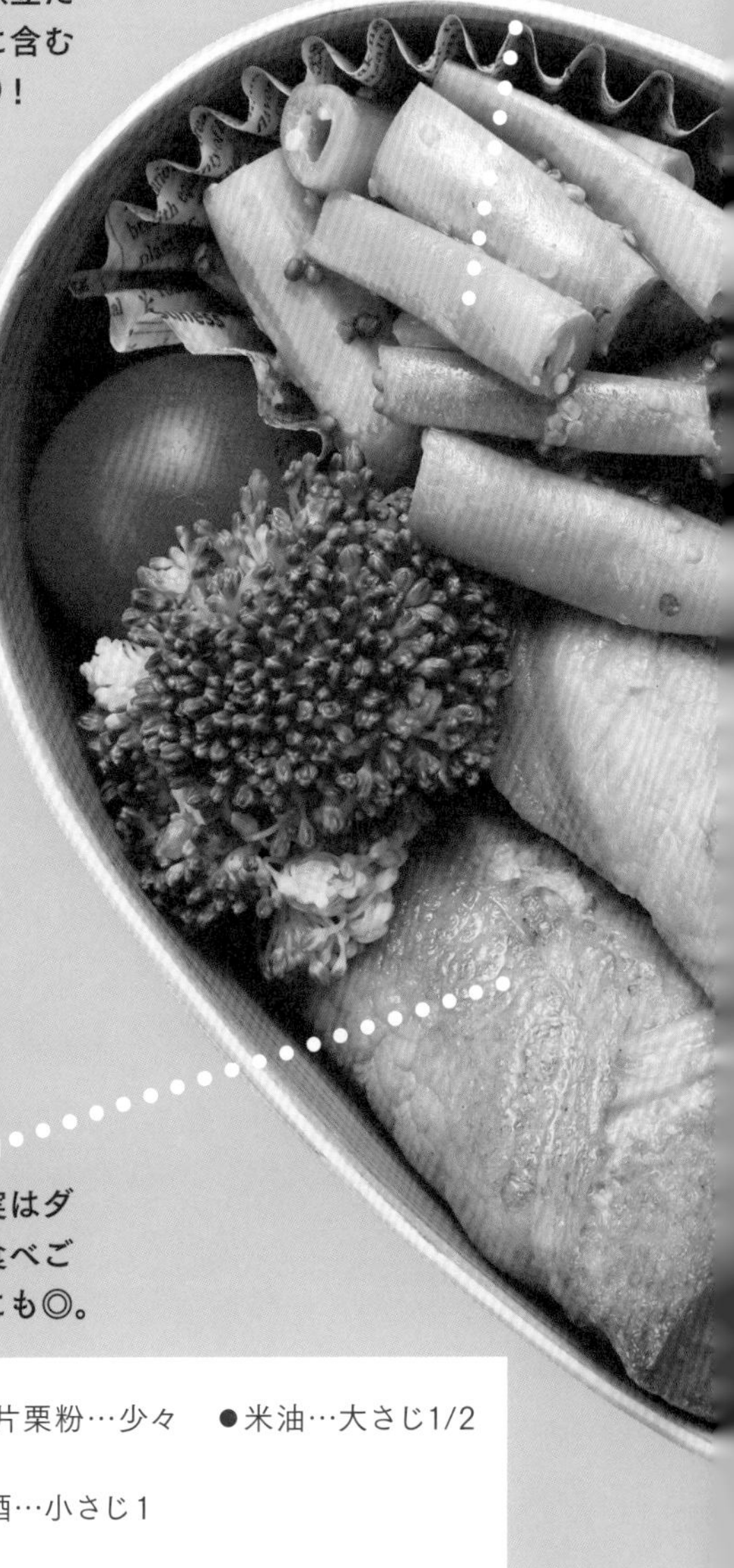

食べごたえ抜群
厚揚げの肉巻き

厚揚げはたんぱく質量が豆腐よりも多く、実はダイエットに向いている食材。甘辛いたれで食べごたえがあるので、しっかり肉を食べたい日にも◎。

▶**材料**(2人分)
- 豚ロース薄切り肉…4枚
- 厚揚げ…1枚
- 片栗粉…少々
- 米油…大さじ1/2

〈たれ〉
- しょうゆ…小さじ2
- みりん…小さじ2
- 酒…小さじ1

▶**作り方**

1 厚揚げは4等分に切る。豚肉を1枚ずつ並べ、豚肉の手前に厚揚げを1切れずつのせて手前から巻き、巻き終わりに片栗粉をつけて閉じる。

2 フライパンに米油を中火で熱し、1の肉の巻き終わりを下にして並べ入れ、1分ほど焼く。裏返してさらに1分ほど焼き、たれを回し入れ、照りがでるまで煮からめる。

美肌にも効く！

血液サラサラで巡りアップ！
ぶりのしょうが風味ソテー

たっぷりしょうがの温活丼

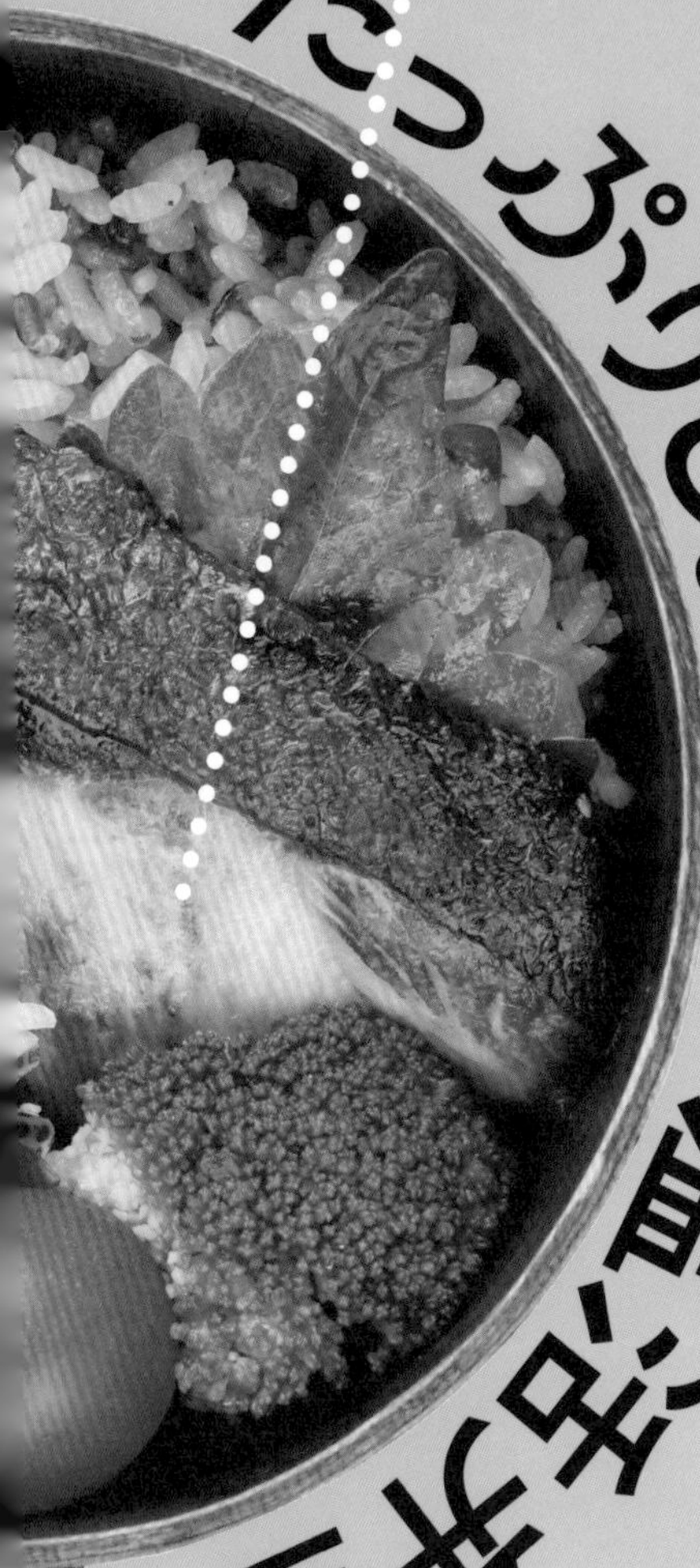

DHAやEPAが豊富で、たんぱく質合成をサポートするビタミンB12も多いぶり。さっと焼いてしょうがだれをからめるだけで、ぽかぽかする温活おかずに。

▶材料（2人分）

- ●ぶり…2切れ（200g）
- ●しょうゆ…大さじ1/2
- ●酒…大さじ1/2
- ●ごま油…小さじ1

〈しょうがだれ〉

- ●すりおろししょうが…小さじ1
- ●しょうゆ・酢…各大さじ1/2
- ●ごま油…小さじ1

▶作り方

1 ぶりは、しょうゆ・酒をからめて10分ほどおく。

2 しょうがだれの材料を合わせる。

3 フライパンにごま油を入れ中火で熱し、1のぶりを汁気を切って入れる。2分ほど焼いて焼き色がついたら裏返し、さらに2分ほど焼く。2のしょうがだれをまわしかける。

MEMO

最初にしょうゆと酒を
吸わせることで、
身のパサつきを防げる。

不足しがちな
食物繊維の宝庫！

1日に必要な栄養素がこれだけ摂れる！

435kcal

糖質 37.8g

たんぱく質 20.2g

お疲れ体質の改善にも！
小松菜と油揚げのごまあえ

むくみを解消するカリウムも多い小松菜。
油揚げと一緒に摂ることでにんじんのβカロテンも吸収できる優等生レシピ。

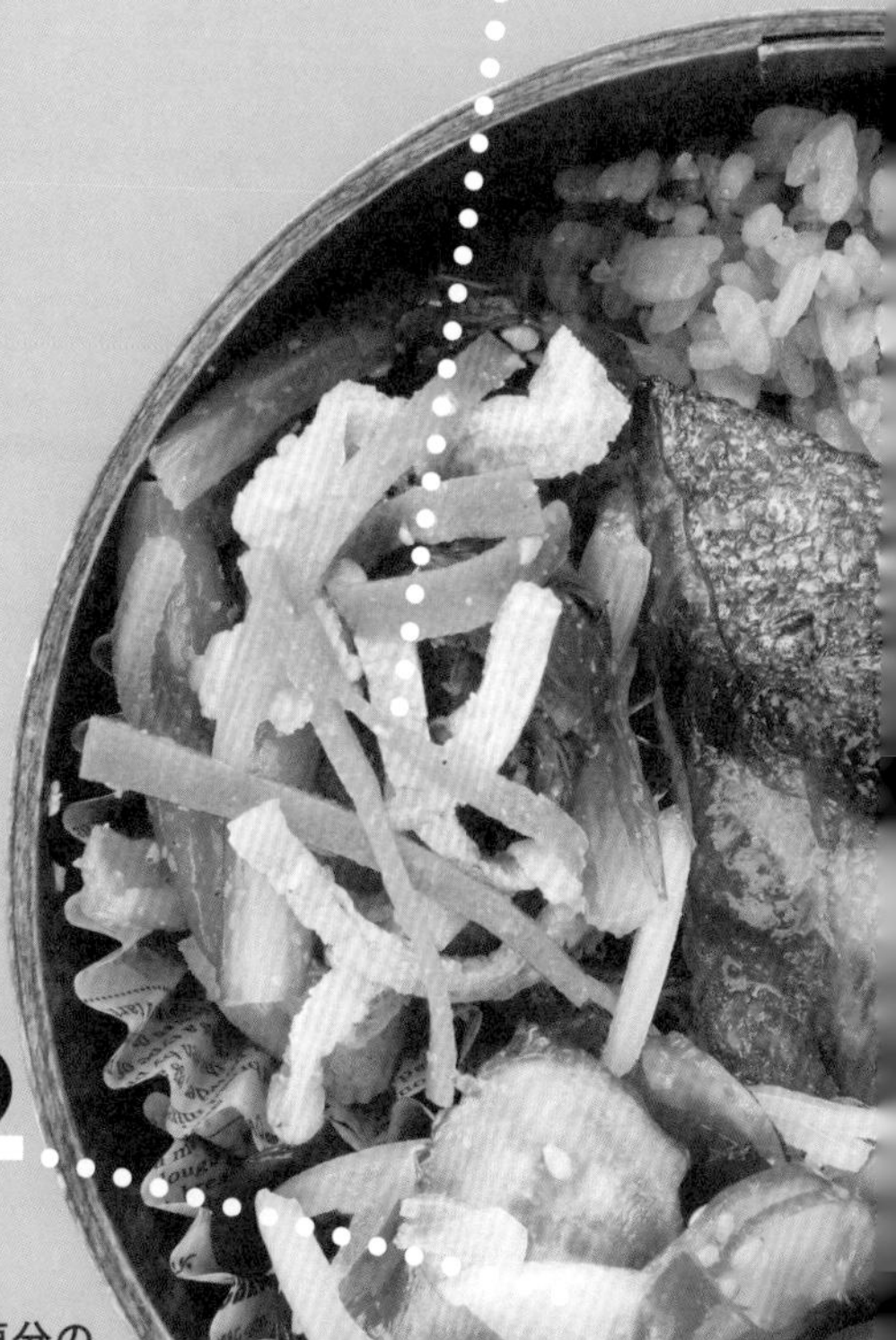

▶**材料**（作りやすい分量）

●小松菜…1わ（200g）　●油揚げ…1枚
●にんじん…1/3本（約50g）
●白すりごま…大さじ1
●しょうゆ・みりん…各大さじ1

▶**作り方**

1 小松菜は3～4㎝に切り、にんじんは皮をむき千切りにし、油揚げは縦半分に切って横に細切りにする。耐熱皿に広げ入れラップをふんわりとかけ、電子レンジで約3分加熱し、粗熱が取れたら水気を絞り、しょうゆ・みりん・すりごまを加え全体に混ぜ合わせる。

火を使わない！
玉ねぎとわかめのナムル

内臓脂肪の蓄積を防ぐ水溶性の食物繊維や、塩分の排出をサポートするカリウムがたっぷりのわかめ。火を使わず作れる旨味満載のナムルは常備菜に最適。

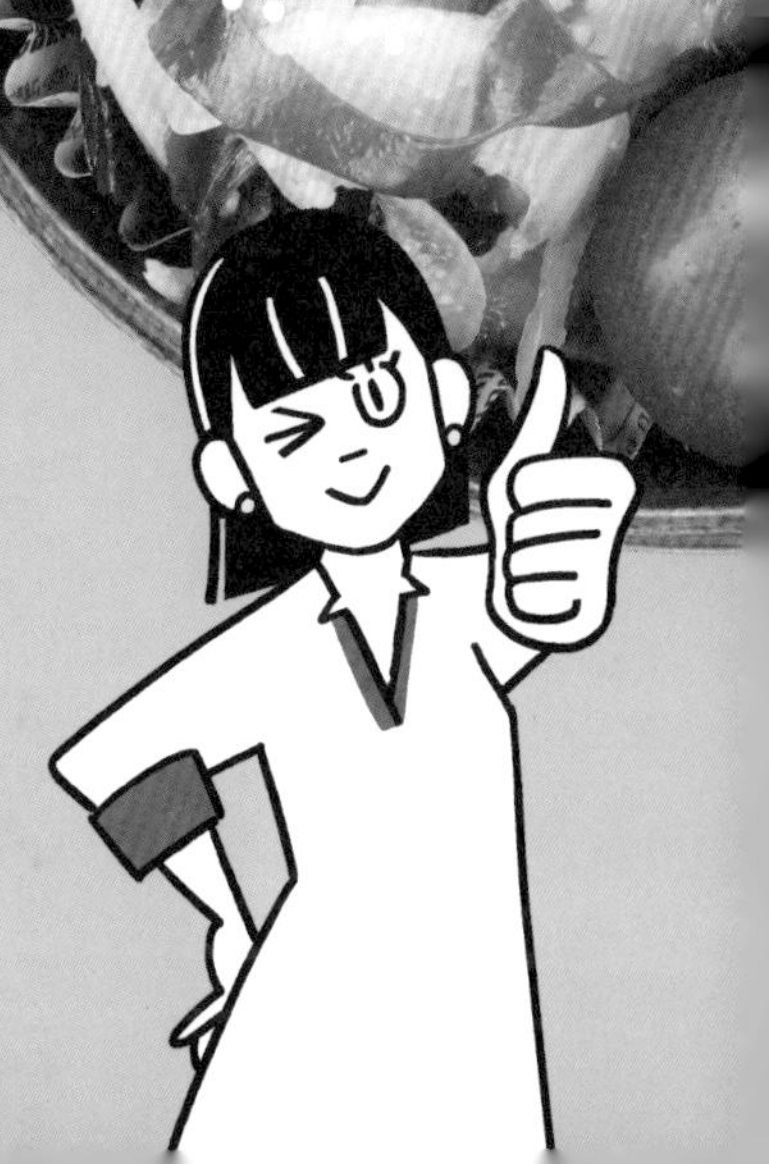

▶**材料**（作りやすい分量）

●乾燥わかめ…10g　●玉ねぎ…1/2個　●きゅうり…2本
●おろしにんにく…小さじ1　●白ごま…大さじ1
●鶏がらスープの素…小さじ2　●ごま油…大さじ1

▶**作り方**

1 わかめはたっぷりの水でもどす。玉ねぎは薄切りにして水にさらす。きゅうりは薄くスライスして、塩少々（分量外）でもみ5分ほど置き、それぞれ水気をしっかりと絞る。

2 ボールにおろしにんにく・白ごま・鶏がらスープの素・ごま油を入れて、1を入れて全体をあえる。

お腹ぽかぽか焼肉弁当

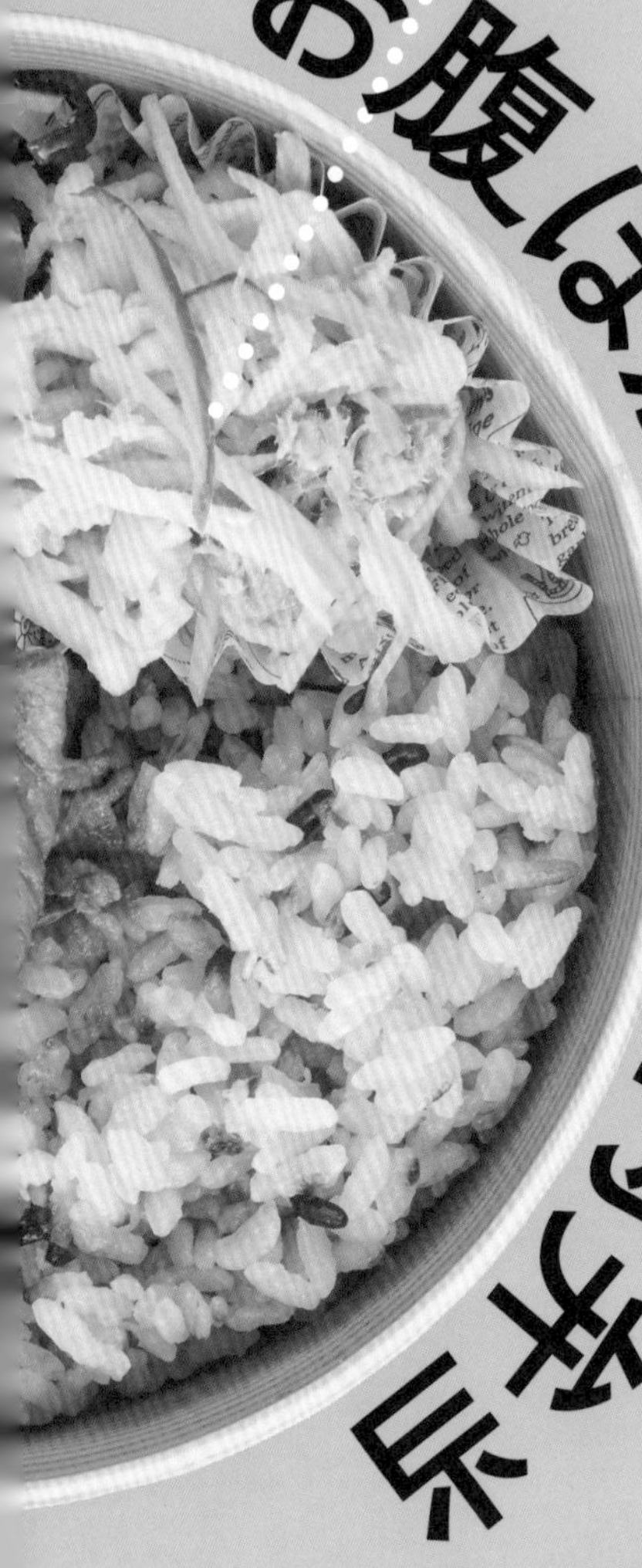

風味まで美味しい！

噛んで美味しい満腹副菜

切干大根とツナのサラダ

火を使わずに作れて、食物繊維やβカロテン、たんぱく質まで摂れるサラダ。りんご酢やごま油を加えて風味豊かに！

▶**材料**（作りやすい分量）

- ●切干大根…30g
- ●ツナ水煮缶…1缶
- ●きゅうり…1/2本
- ●にんじん…3cm
- ●りんご酢…小さじ2
- ●しょうゆ…小さじ2
- ●ごま油…小さじ1

▶**作り方**

1 切干大根はよくもみ洗いし、柔らかくなったらかるく水気を絞る。きゅうりは斜め薄切りにしてから細切りにし、にんじんは細切りにする。ツナ缶は缶汁を切る。

2 ボールにりんご酢・しょうゆ・ごま油を入れて混ぜ合わせ、1を加え全体にからめる。

MEMO

りんご酢がない場合は、米酢にメープルシロップの甘味をプラス。

1日に必要な栄養素がこれだけ摂れる！

576kcal

糖質 39.6g

たんぱく質 19.8g

燃焼体質は作れる！

“食べてやせる”松田式の真骨頂

牛こまとエリンギの焼肉

牛肉には、鉄分など女性に欠かせないミネラルが豊富。エリンギとの組み合わせで腹持ちの良さもアップ。

▶材料（2人分）

- ●牛こま切れ肉…180g
- ●エリンギ…1パック（100g）
- ●白いりごま…小さじ1
- ●ごま油…小さじ2

〈しょうがだれ〉

- ●すりおろししょうが…1かけ分
- ●しょうゆ・みりん・酒…各大さじ1

▶作り方

1 エリンギは長さを3つに切り、縦に幅5㎜に切る。牛肉とともにボールに入れ、しょうがだれの材料を混ぜて加え、手でもみ込む。

2 フライパンにごま油を入れ中火にかけ、1を広げながら入れて肉の色が変わるまで3～4分炒めて、白ごまを混ぜる。

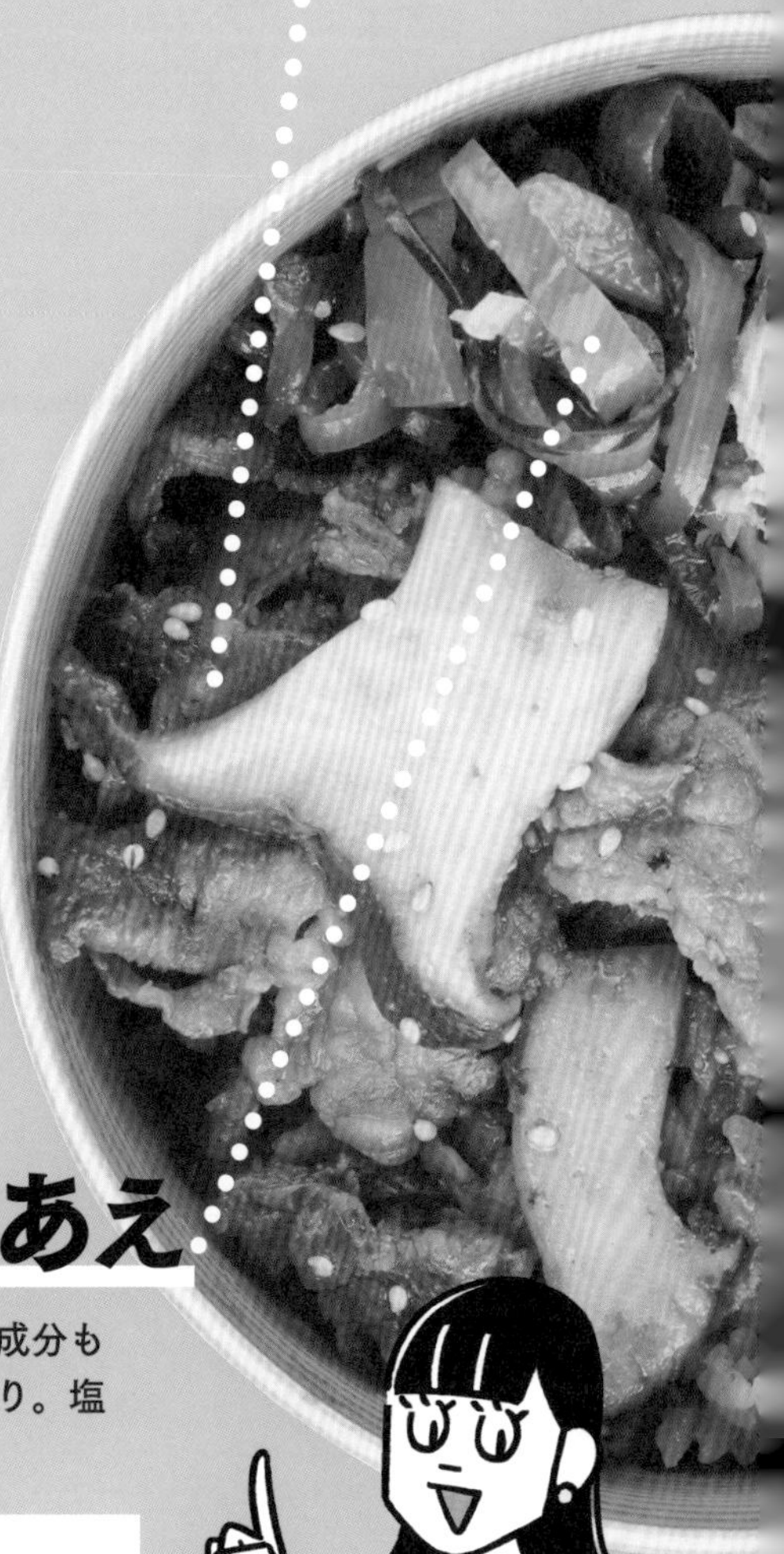

旨味と苦味のハーモニー！

ピーマンの塩昆布あえ

食感が良く、血流を促進させるピラジンという成分も豊富なピーマンは忙しい人の常備野菜にぴったり。塩昆布の旨味で、箸が止まらない美味しさに。

▶材料（作りやすい分量）

- ●ピーマン…1袋　●塩昆布…10g
- ●ごま油…小さじ1　●白いりごま…小さじ1/2

▶作り方

1 ピーマンは縦半分に切り、ヘタと種を取り除き、横に細切りにして耐熱皿に入れラップをふんわりとかけて電子レンジで2分加熱し、塩昆布とごま油であえ、白ごまを全体にまぶす。

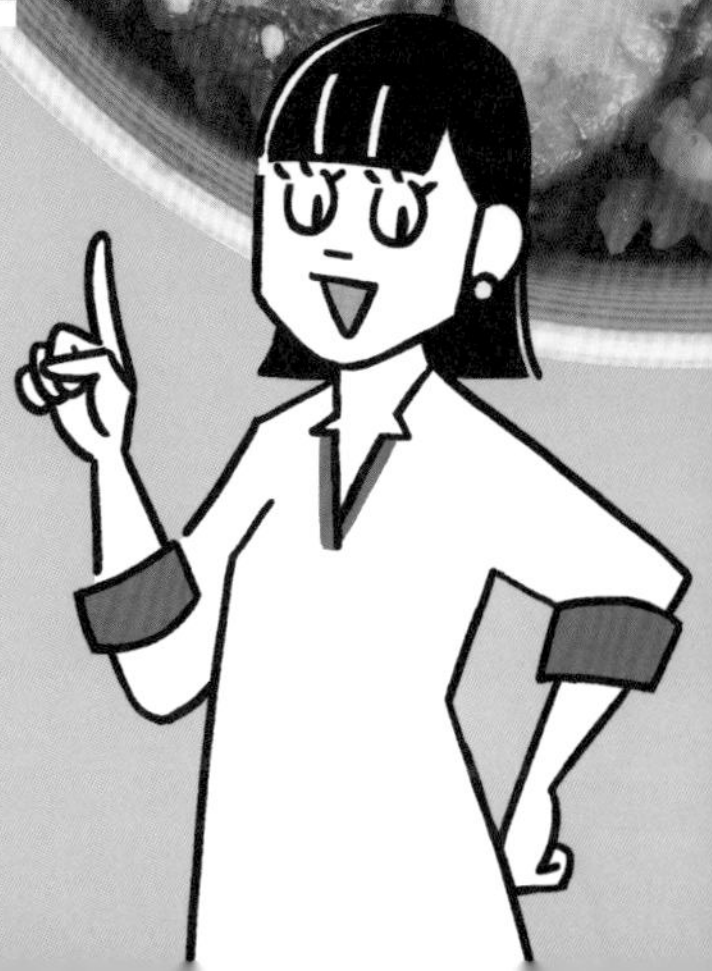

発酵のチカラでヘルシーに

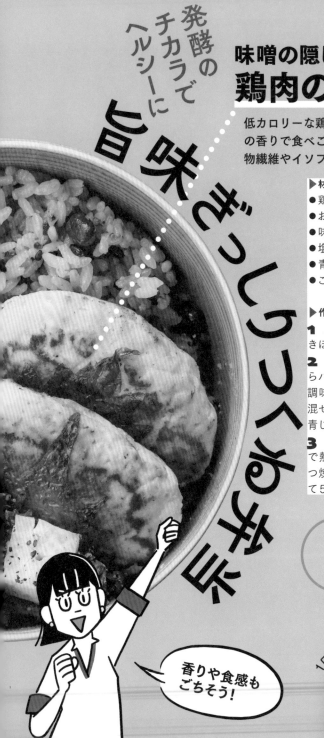

旨味ぎっしりつくね弁当

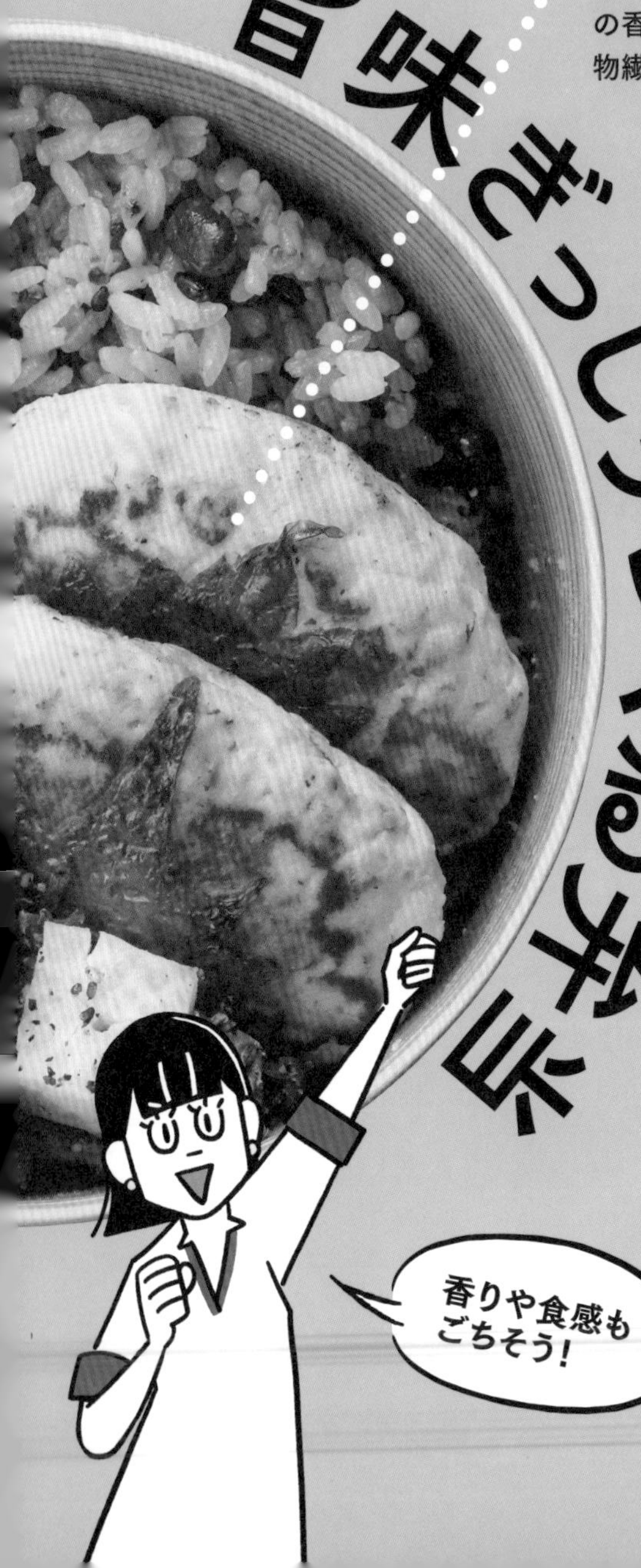

味噌の隠し味がパンチに
鶏肉の味噌つくね

低カロリーな鶏ひき肉を、味噌の旨味や青じその香りで食べごたえあるつくねに。おからの食物繊維やイソフラボンも加えた優秀おかず。

▶材料（2人分）

- ●鶏ひき肉…160g　●玉ねぎ…1/4個
- ●おからパウダー…40g　●卵…1個
- ●味噌…大さじ1　●酒…大さじ1/2
- ●塩・こしょう…各少々
- ●青じそ…4枚
- ●ごま油…大さじ1/2　●酒…大さじ2

▶作り方

1 玉ねぎはみじん切りにする。卵は溶きほぐす。

2 ボールにひき肉・1の玉ねぎ・おからパウダー・溶き卵を入れて、たね用の調味料を加え、粘りが出るまでよく練り混ぜる。4等分にして小判形にまとめ、青じその葉で包む。

3 フライパンにごま油を入れて中火で熱し、2を並べ入れる。両面を2分ずつ焼いて酒をふり、弱火にしてふたをして5～6分蒸し焼きにする。

MEMO

青じそがなければ、
パセリやオレガノなど
ハーブに替えても◎。

1日に必要な栄養素がこれだけ摂れる!

541kcal

糖質 46.3g

たんぱく質 24.7g

食物繊維どっさり！な副菜

さやいんげんと切り昆布のおかか煮

歯ごたえのあるいんげんは「食事誘発性熱産生」とも呼ばれる、噛むことによるぽかぽか効果が期待できる野菜。昆布やかつお節の旨味と一緒にいただけば内からぽかぽかな体質へ。

▶**材料**（作りやすい分量）

●さやいんげん…1袋（約200g）
●切り昆布（乾燥）…15g
●かつお節…1パック（3g）　●水…1カップ
●しょうゆ・酒・みりん…各大さじ1

▶**作り方**

1 さやいんげんはヘタを切り、長さ3㎝に切る。切り昆布は5分ほど水に浸してもどし、水気を切り食べやすく切る。
2 鍋に水・しょうゆ・酒・みりんを入れ中火にかけ、煮立ったら切り昆布を加えふたをして3分ほど煮る。さやいんげんを加え、再びふたをして弱火にし、5分ほど煮たらふたを外し、汁気を飛ばして、かつお節を加えて火を止める。

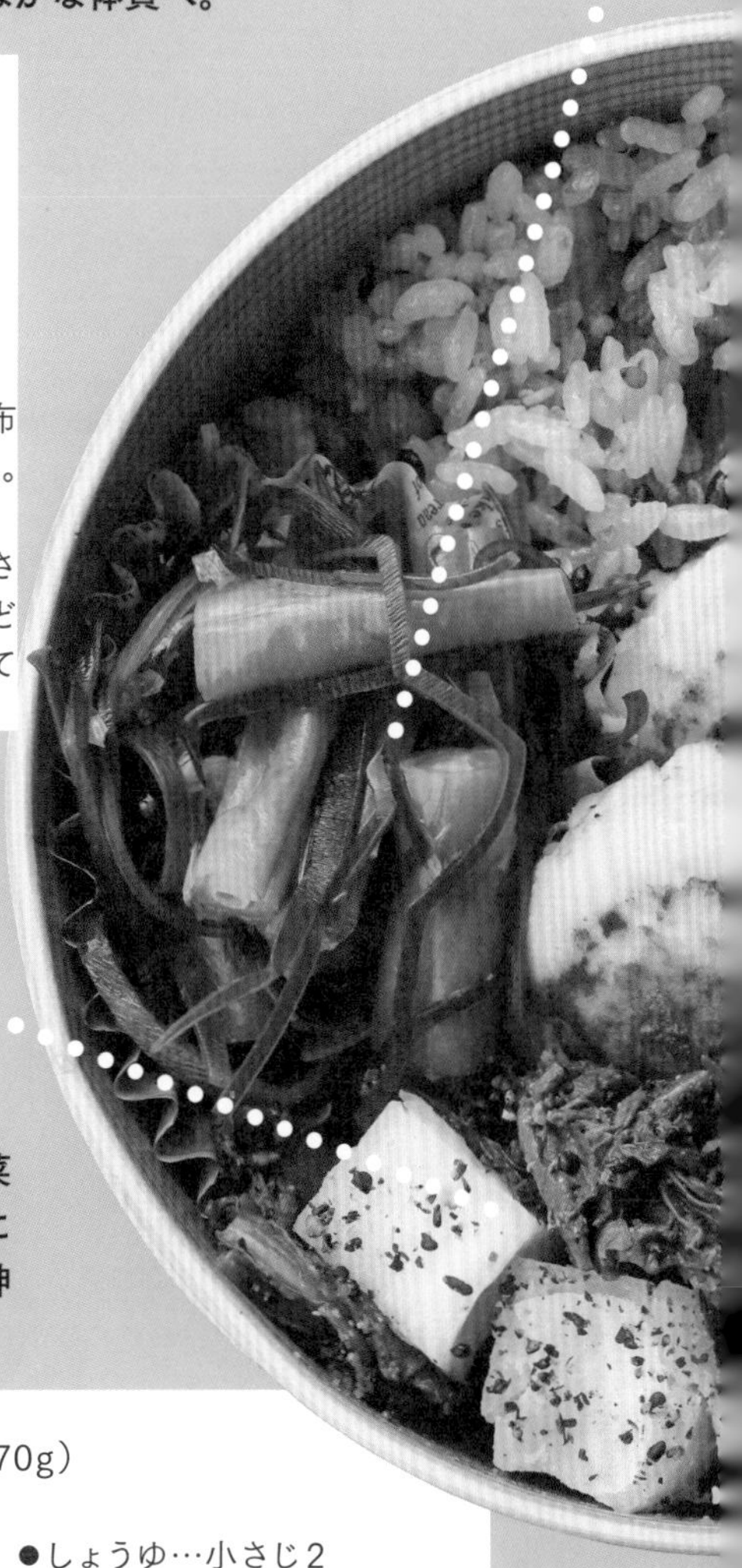

お腹大満足！な副菜

さつまいもと春菊のごまあえ

さつまいもの甘味と春菊の苦味で風味豊かな副菜に。中医学の「肝」に働きかける春菊は、温活にぴったりな食材。血流アップだけでなく、自律神経を整えたりイライラ解消にも◎。

▶**材料**（作りやすい分量）

●さつまいも…1/2本（150g）　●春菊…1/2わ（約70g）
〈ごまだれ〉
●黒すりごま…大さじ3　●煮切りみりん…大さじ1　●しょうゆ…小さじ2

▶**作り方**

1 さつまいもはよく洗い、皮つきのまま2㎝角に切る。
2 鍋に湯を沸かし、春菊を入れてさっとゆで、冷水にとって冷まし、水気を絞り、長さ2㎝に切る。同じ湯にさつまいもを入れ柔らかくなるまで4～5分ゆで、ざるに上げる。ボールに黒すりごま・煮切りみりん・しょうゆを入れて、春菊とさつまいもを加えてあえる。

レンジ活用で超クイック！

美味しさ極上、手間最小弁当

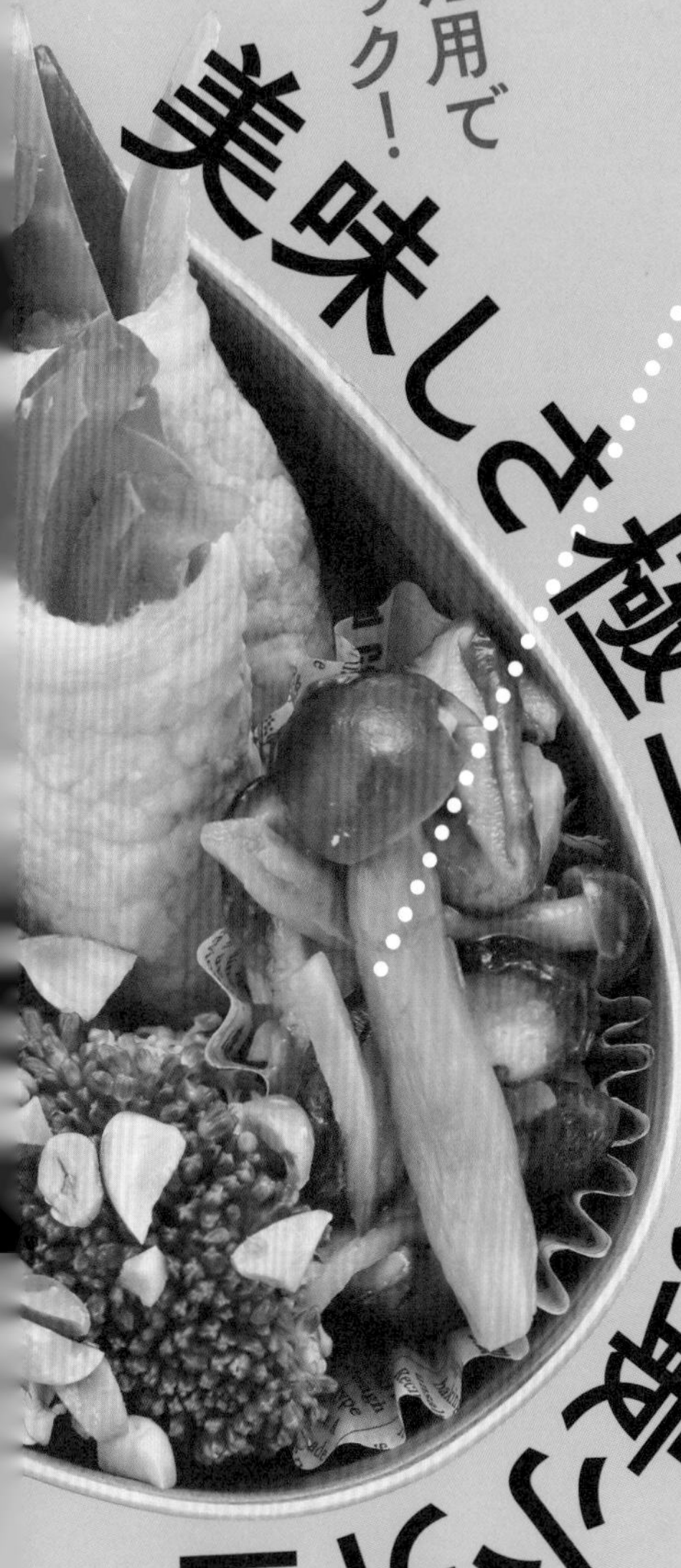

体のすっきり感を味わって！

上品な甘さでモリモリいける！
きのこの甘辛煮

油を使わないきのこの煮物は、ローカロリーで満足感も抜群。ミネラルもたっぷりなはちみつで甘味をつけているので箸が進む一品。

▶**材料**（作りやすい分量）

- しめじ…200g
- 生しいたけ…1パック
- しょうが…1かけ
- しょうゆ…大さじ1
- 酒・水…各大さじ2
- はちみつ…小さじ1

▶**作り方**

1 しめじは石づきを切り、小房に分ける。しいたけは、石づきを切り薄切りにする。

2 フライパンにしめじ、しいたけ、千切りにしたしょうがを入れ、しょうゆ・酒・水・はちみつを回し入れる。中火にかけて汁気がなくなるまで、混ぜながら5分ほど炒める。

MEMO

冷凍したきのこを使うと栄養価も旨味もさらにアップ。

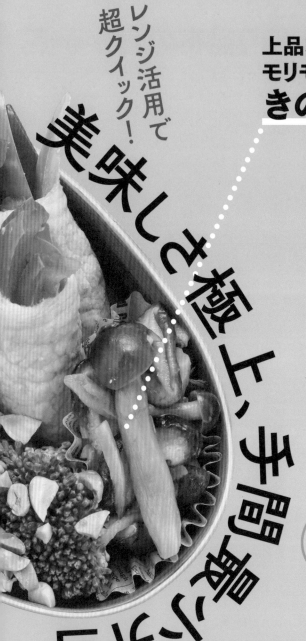

1日に必要な栄養素がこれだけ摂れる！

408kcal

糖質 39.7g

たんぱく質 18.6g

レンジに頼って手間なし！
豚肉のレンチン野菜巻き

火の通りやすい緑黄色野菜を、脂の少ないロース肉でくるりと巻いただけ。レンジ加熱だから調理中に肉がほどける心配もない絶品おかずに。

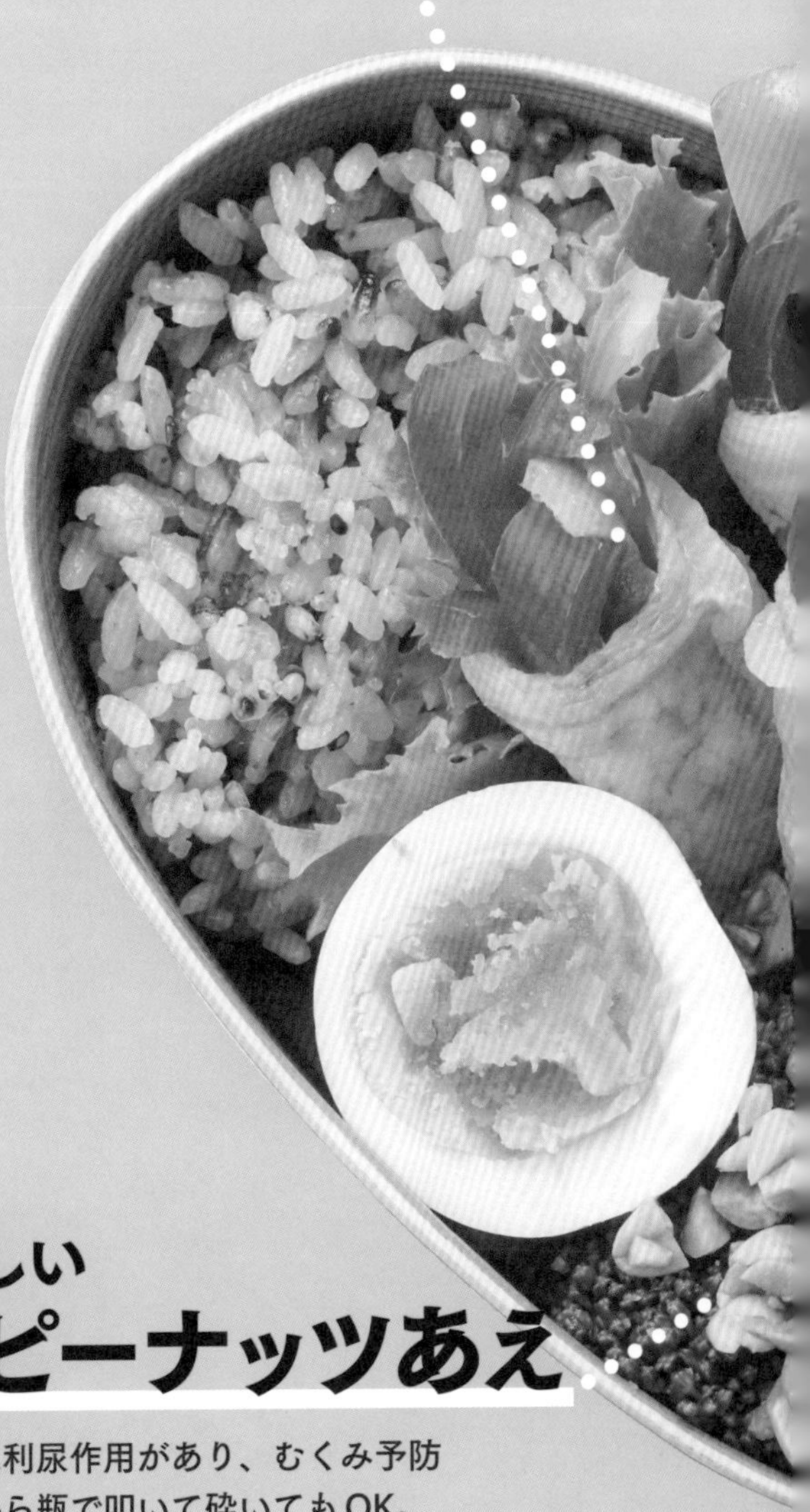

▶**材料**（2人分）
- ●豚ロース薄切り肉…6枚
- ●パプリカ…1/2個
- ●ピーマン…1個

〈たれ〉
- ●しょうゆ…小さじ2
- ●みりん…小さじ2
- ●ごま油…小さじ1/2

▶**作り方**

1 ピーマンとパプリカはヘタと種を外して、細切りにする。

2 豚肉を広げて、1のピーマンとパプリカを巻き、耐熱皿に並べ入れ、ふんわりとラップをし、電子レンジで2分加熱する。

3 ラップを外し、たれの材料をまわしかけ、再びラップをかけてレンジで30秒加熱する。

カリコリ歯ざわりが嬉しい
ブロッコリーのピーナッツあえ

ピーナッツに含まれるアスパラギン酸は利尿作用があり、むくみ予防に◎。キッチンペーパーにくるんで上から瓶で叩いて砕いてもOK。

▶**材料**（作りやすい分量）

●ブロッコリー…250g　●ピーナッツ（無塩）…30g　●しょうゆ…大さじ1

▶**作り方**

1 ブロッコリーは小房に分ける。耐熱皿に並べて水大さじ1（分量外）をふり、ふんわりとラップをかけて電子レンジで3分～3分半加熱する。水気をきって粗熱を取る。粗く刻んだピーナッツ・しょうゆを加えあえる。

燃えろ！わがままボディ

さばの燃焼サポート弁当

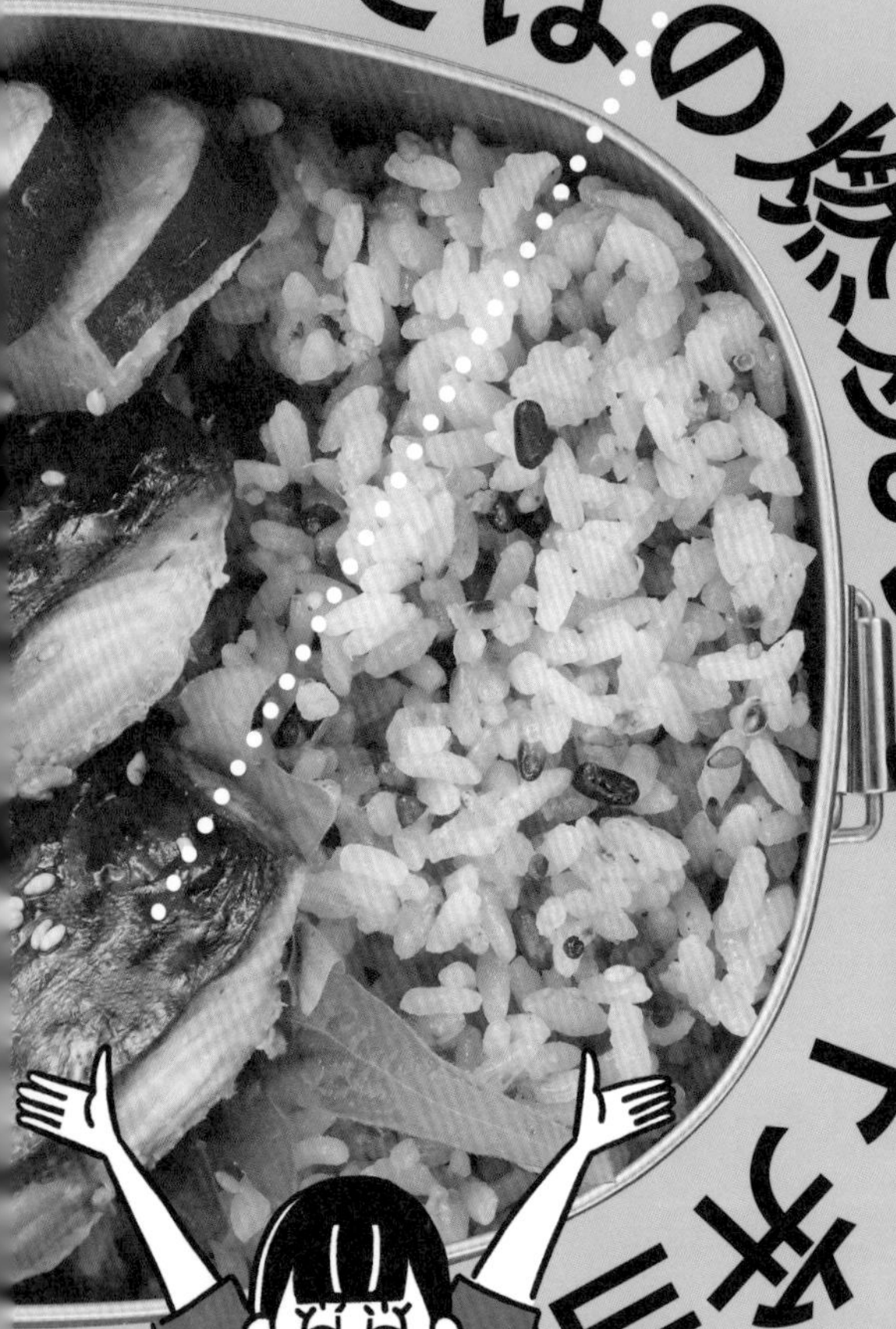

薄味なのに大満足！
さばのごま焼き

しょうがの辛味とごまの風味で、調味料は最小限で済むヘルシーおかず。むくみの原因となる塩分の摂りすぎを防ぎ、冷え体質も改善できる一品。

▶材料（2人分）

- さばの切り身…３枚におろしたもの１枚（200g）
- さつまいも…50g
- 白いりごま…大さじ1/2

〈下味〉

- しょうゆ・酒…各大さじ１
- ごま油…大さじ1/2
- しょうが汁…小さじ1/2

▶作り方

1 さばは、皮目に浅く切れ目を入れて、4等分に切り、下味の調味料を全体にからめる。さつまいもは1㎝幅の半月切りにする。

2 1のさばの汁気をふいて、表面にいりごまをまぶす。

3 魚焼きグリル（両面焼き）に、さばを皮目を上にして並べ中火で4～5分焼き、さつまいもも並べ入れさらに4～5分焼く。

MEMO

さばの下味は焼く直前でも、前日の仕込みでもOK。

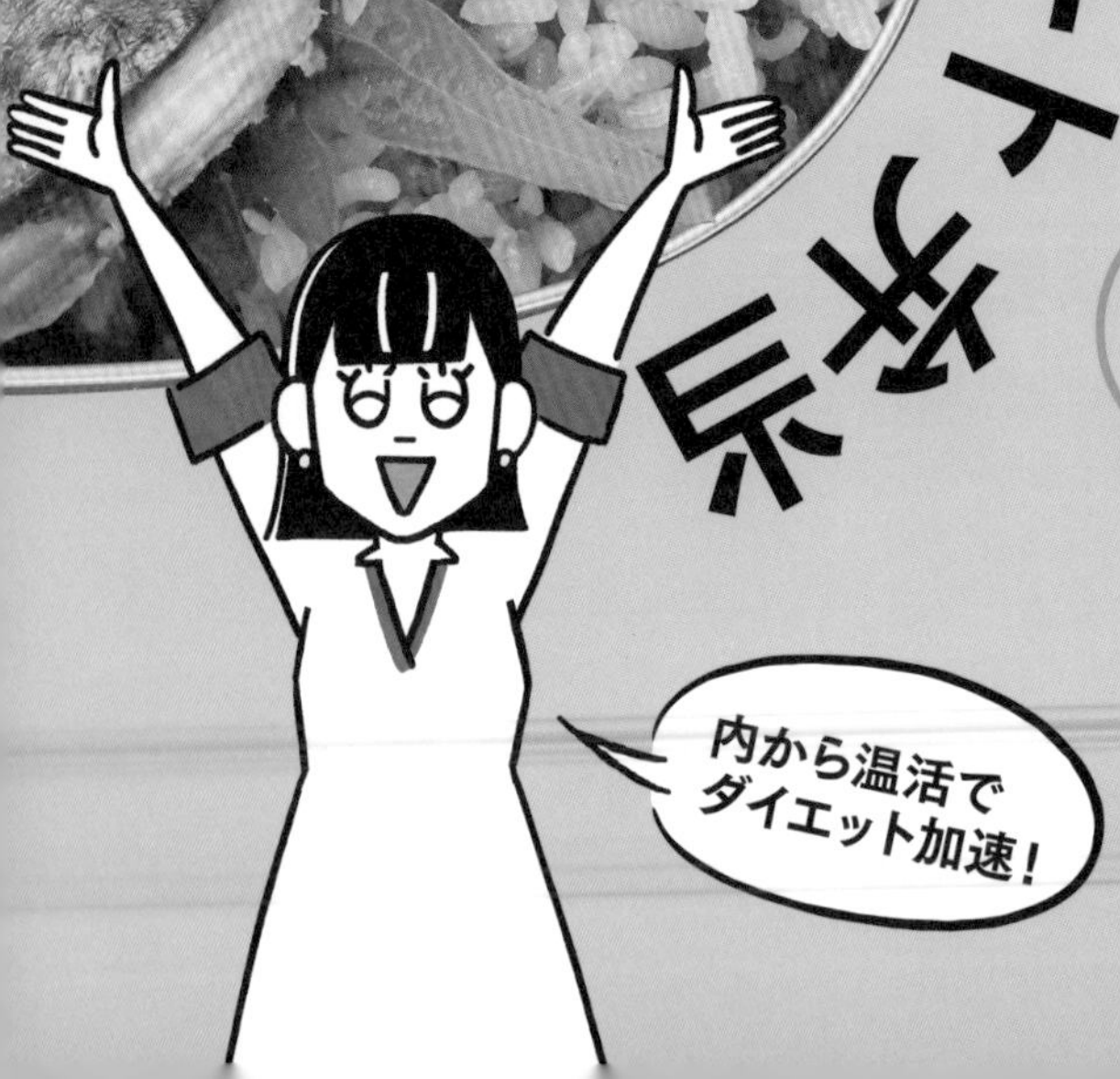

1日に必要な栄養素がこれだけ摂れる！

494kcal

糖質 49.6g

たんぱく質 25.4g

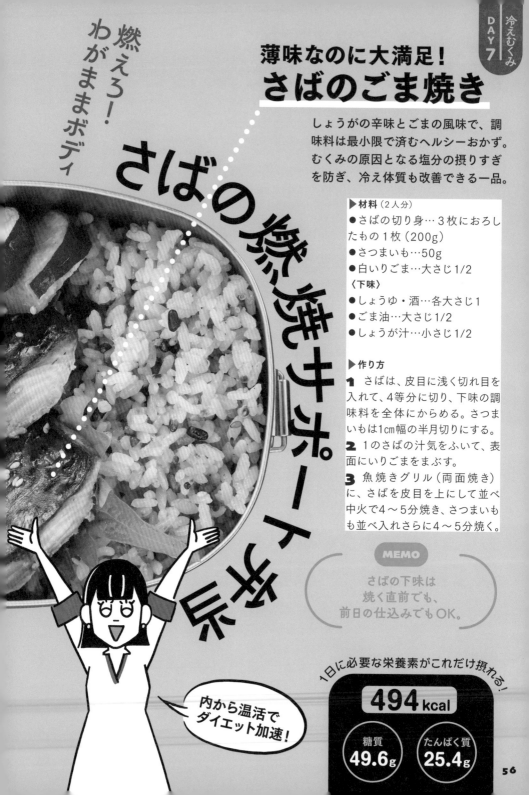

旨味を凝縮！ 爽やか副菜

ズッキーニとささみの梅あえ

しっとり火を通したささみとシャキシャキのズッキーニ。たんぱく質も、カリウムやビタミンCも摂れて体の水はけが良くなるので、巡りケアに最適。

▶材料（作りやすい分量）

●ズッキーニ…1本　●ささみ…1本

●酒…小さじ1　●塩・こしょう…各少々

〈梅だれ〉

●梅チューブ…大さじ1/2

●みりん…小さじ1　●かつお節…少々

▶作り方

1 ささみは筋を取り除き、耐熱皿に入れて塩・こしょう・酒をまぶして、ふんわりとラップをかけて電子レンジで1分加熱しそのまま冷まし、細く裂く。

2 ズッキーニは細切りにして塩少々（分量外）をまぶして5分ほどおき、水気をしっかりと絞る。

3 大きめのボールに、梅だれの材料を混ぜ、ズッキーニとささみ、かつお節を加え混ぜる。

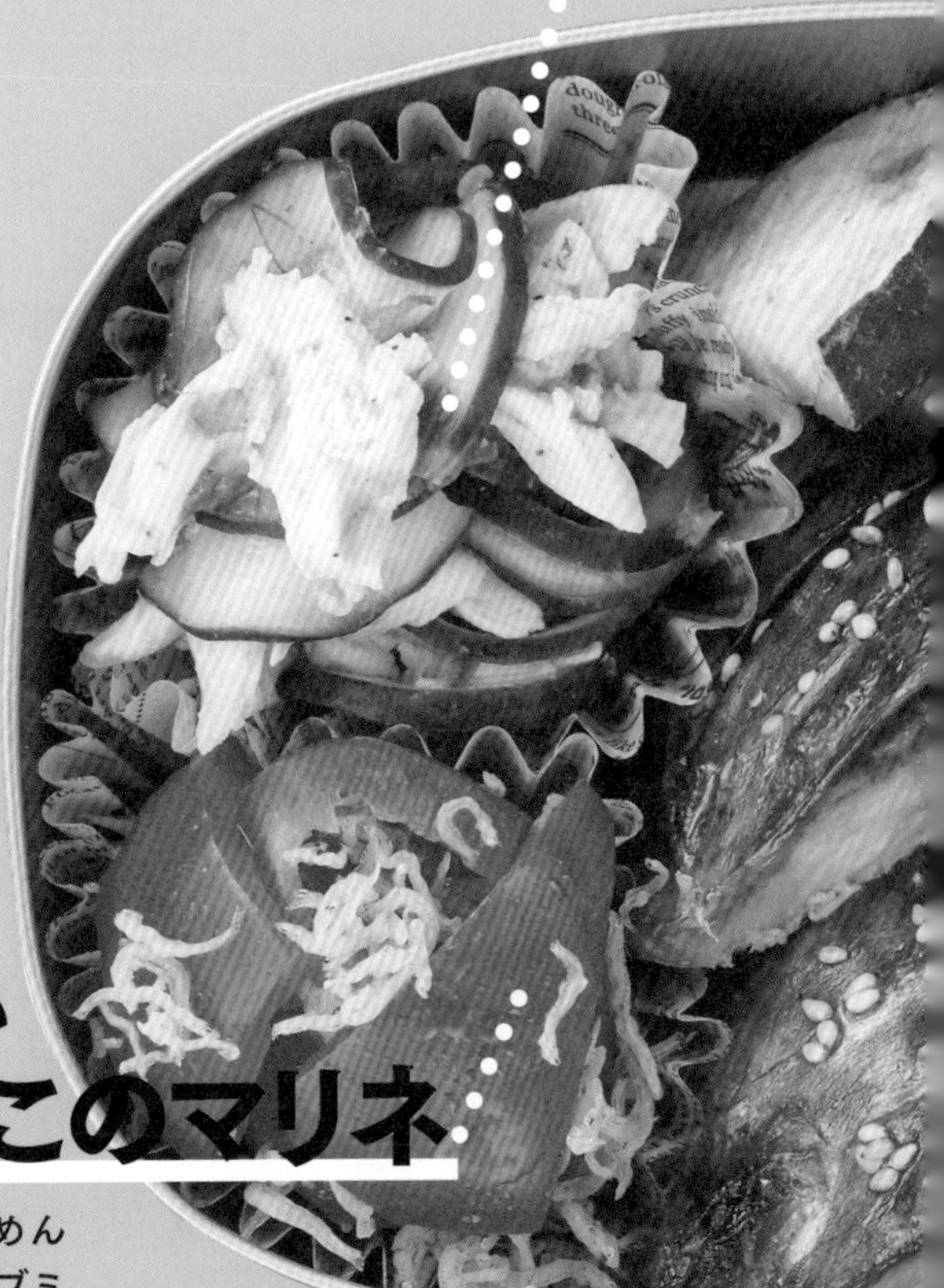

目にも舌にも美味しい

パプリカとじゃこのマリネ

カルシウムやビタミンD豊富なちりめんじゃこ。血中の水分量を調整するアルブミンも含んでいるので、カリウム豊富なパプリカとの組み合わせはむくみ予防に◎。

▶材料（作りやすい分量）

●赤パプリカ…1個　●ちりめんじゃこ…10g　●酢…大さじ2

●オリーブオイル…大さじ1　●塩…少々

▶作り方

1 パプリカは縦半分に切って、ヘタと種を取り一口大の乱切りにする。

2 耐熱皿に1のパプリカとちりめんじゃこを入れてラップをふんわりとかけて、電子レンジで2分加熱する。酢・オリーブオイル・塩であえて冷ます。

レンジで簡単！ 極旨副菜
きのこと油揚げのうま煮

照り焼きまんぷく贅沢弁当

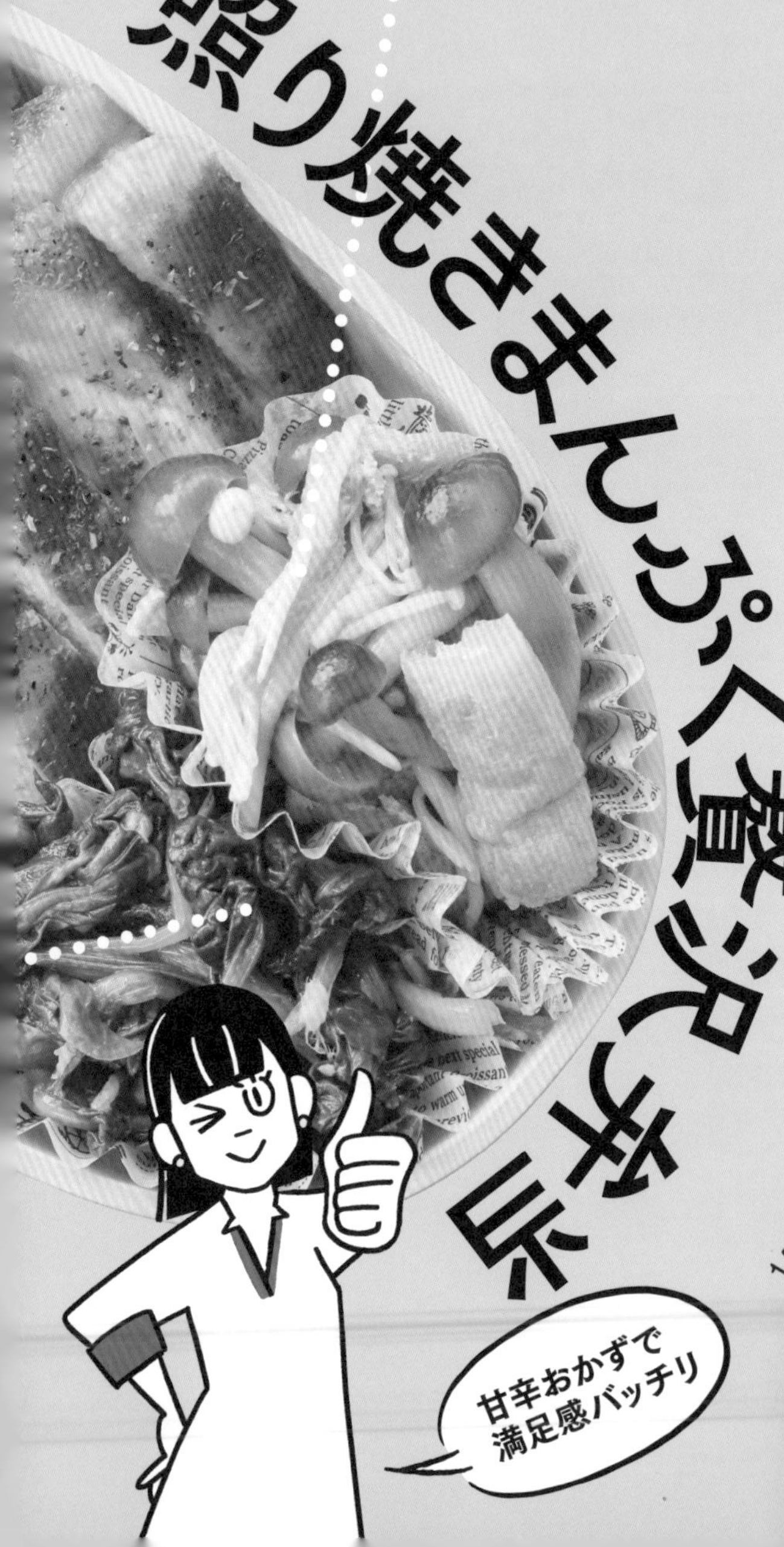

あっさりきのこを油揚げと煮ることで、食べた時の満足感がありながらダイエット効果も高い惣菜に。

▶**材料**（作りやすい分量）
- ●しめじ…約100g
- ●えのきだけ…1袋（約100g）
- ●油揚げ…1枚

〈煮汁〉
- ●水…2/3カップ
- ●顆粒だし…小さじ1
- ●酒…大さじ1
- ●しょうゆ…大さじ1

▶**作り方**

1 しめじは石づきを切り、小房に分ける。えのきだけは根元を落とし、長さを半分に切ってほぐす。油揚げは、縦半分に切ってから横に5㎜幅に切る。

2 耐熱ボウルに1のしめじ、えのき、油揚げ、煮汁を入れてふんわりとラップをかけて電子レンジで3分加熱する。

1日に必要な栄養素がこれだけ摂れる！

340kcal

糖質 **37.0g**

たんぱく質 **24.3g**

飽きたなんて言わせない！

照り焼きチキン

鶏むね肉には「もう飽きた」という声も聞こえそうだけれど、こんがり照り焼きに山椒をぱらりとふれば、料亭かと思う贅沢おかずに。

高たんぱくの
華麗な共演

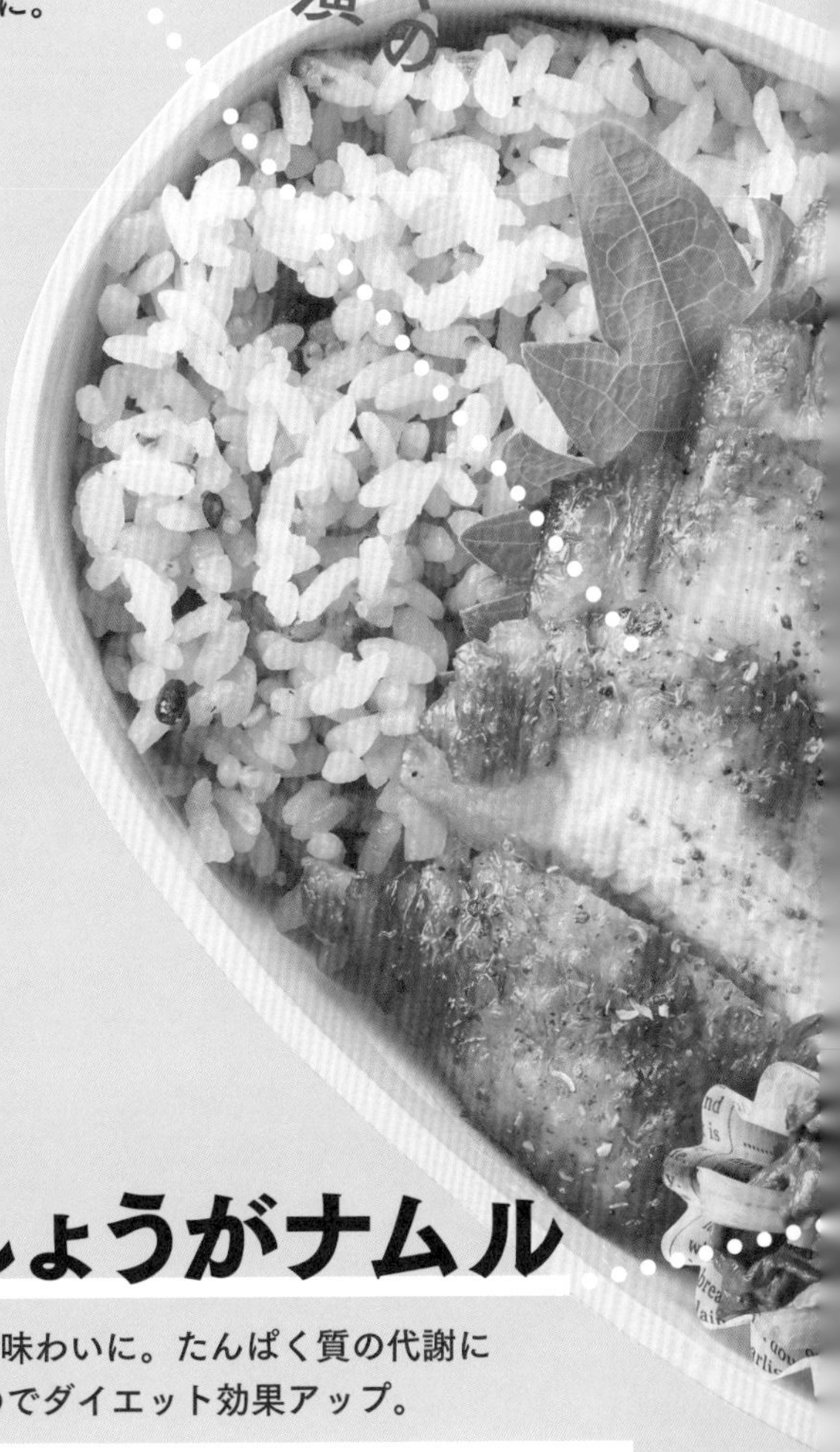

▶**材料**（2人分）

- ●鶏むね肉…1枚（200g）
- ●しょうゆ…大さじ1　●みりん…小さじ2
- ●酒…小さじ2　●ごま油…小さじ1
- ●塩・こしょう…各少々
- ●粉山椒（あれば）…少々

▶**作り方**

1　鶏肉は、フォークを全体にまんべんなく刺して穴をあける。塩・こしょうをふる。

2　フライパンに、ごま油を入れ中火で熱し皮目を下にして入れる。こんがりと焼き色がつくまで4～5分焼き、裏返して弱めの中火で5～6分焼く。しょうゆ・酒・みりんを回し入れ、全体にからめる。汁気がなくなり照りが出たら火をとめ、仕上げに粉山椒をふる。

MEMO

脂肪を多く含む皮を外すと、
ダイエット効果がさらにアップ！

ピリッと感で舌に変化

ほうれん草のしょうがナムル

しょうがのピリッと感が加わると新鮮な味わいに。たんぱく質の代謝に欠かせないビタミンB6やB3が豊富なのでダイエット効果アップ。

▶**材料**（作りやすい分量）

- ●ほうれん草…1わ（200g）　●しょうがチューブ…小さじ1　●塩…少々
- ●ごま油…小さじ2　●しょうゆ…小さじ2

▶**作り方**

1　ほうれん草は根元を切り、長さ4㎝に切り耐熱ボールに入れ、塩を加えて混ぜ、ふんわりとラップをかけて電子レンジで4分加熱する。

2　粗熱が取れたら水気をしっかりと絞り、しょうがチューブ・ごま油・しょうゆで和える。

彩りも美しく筋肉増強!

高たんぱくで色鮮やか!
豚肉とパプリカの炒め物

βカロテンやビタミン類も豊富なので、パプリカは迷わず赤をチョイス。豚こまのたんぱく質を効率良く筋肉やエネルギーに変換も◎。

豚と緑黄色野菜のカラフル弁当

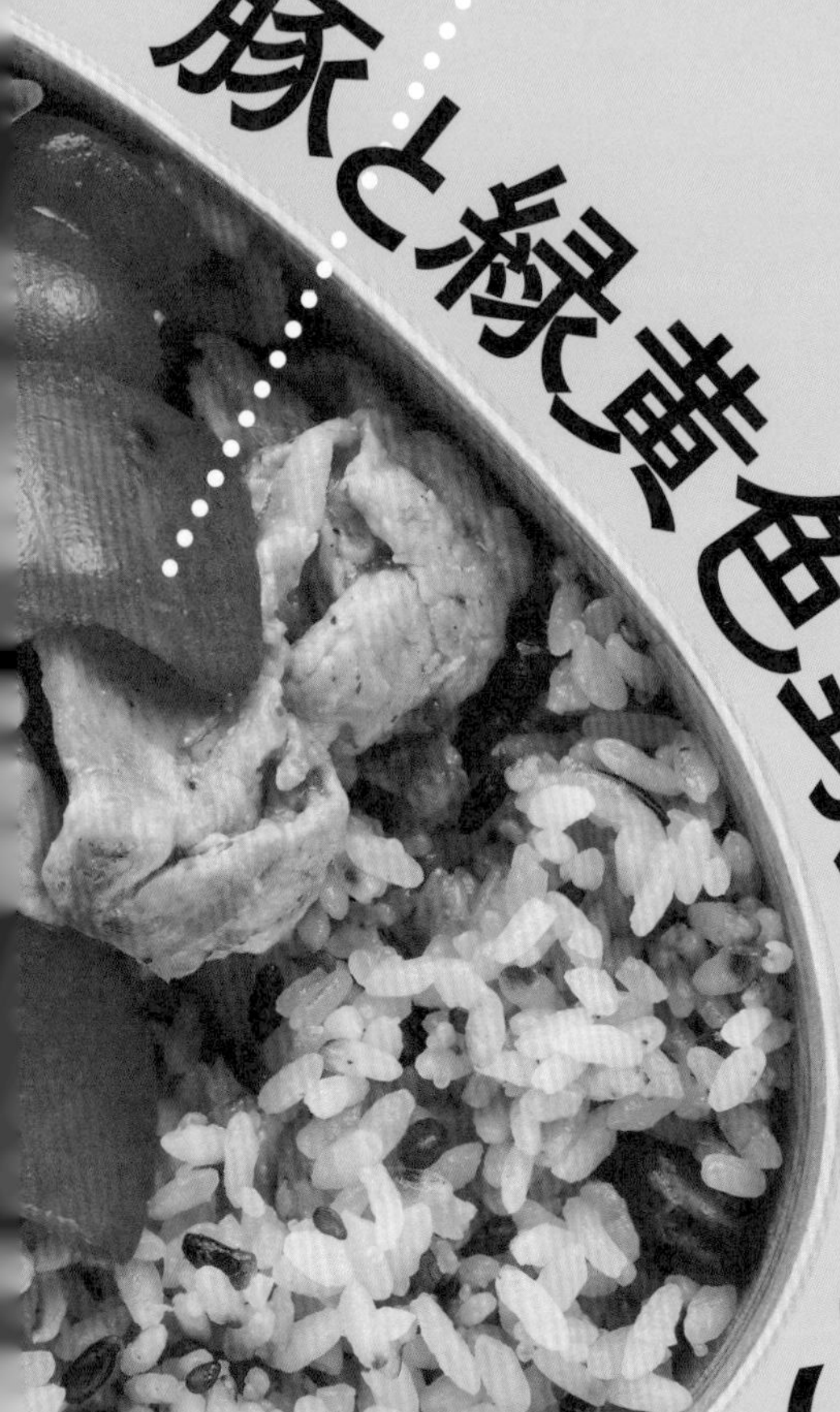

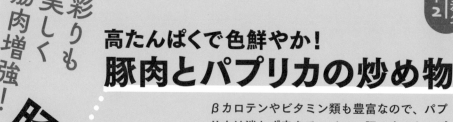

▶材料（2人分）

- ●豚こま切れ肉…200g
- ●赤パプリカ…1個
- ●塩…少々
- ●こしょう…少々
- ●オリーブオイル…小さじ2

〈合わせだれ〉

- ●しょうゆ…大さじ1・1/2
- ●酒…大さじ1
- ●みりん…大さじ1
- ●しょうがチューブ…小さじ1

▶作り方

1 豚肉は幅1～1.5㎝に切る。パプリカは縦半分に切ってヘタと種を取り、3㎝角に切る。フライパンにオリーブオイル小さじ1を入れ中火で熱し、パプリカを1分ほど炒める。塩をふりバットなどに一度取り出す。

2 フライパンにオリーブオイル小さじ1を強火で熱し、片栗粉小さじ1（分量外）をまぶした豚肉を炒め色が変わったら合わせだれを加え、パプリカを戻し入れてさっと炒め合わせこしょうをふる。

1日に必要な栄養素がこれだけ摂れる!

528kcal

糖質 **45.6g**

たんぱく質 **22.0g**

甘味と酸味の絶妙バランス!

旨味プラスで納得の副菜に
キャベツの梅おかかあえ

レンジで手早く調理できて、梅やかつお節の風味で満足感も高い副菜。低カロリーで食べごたえがあり血糖値上昇も抑えるため、ダイエット効果抜群。

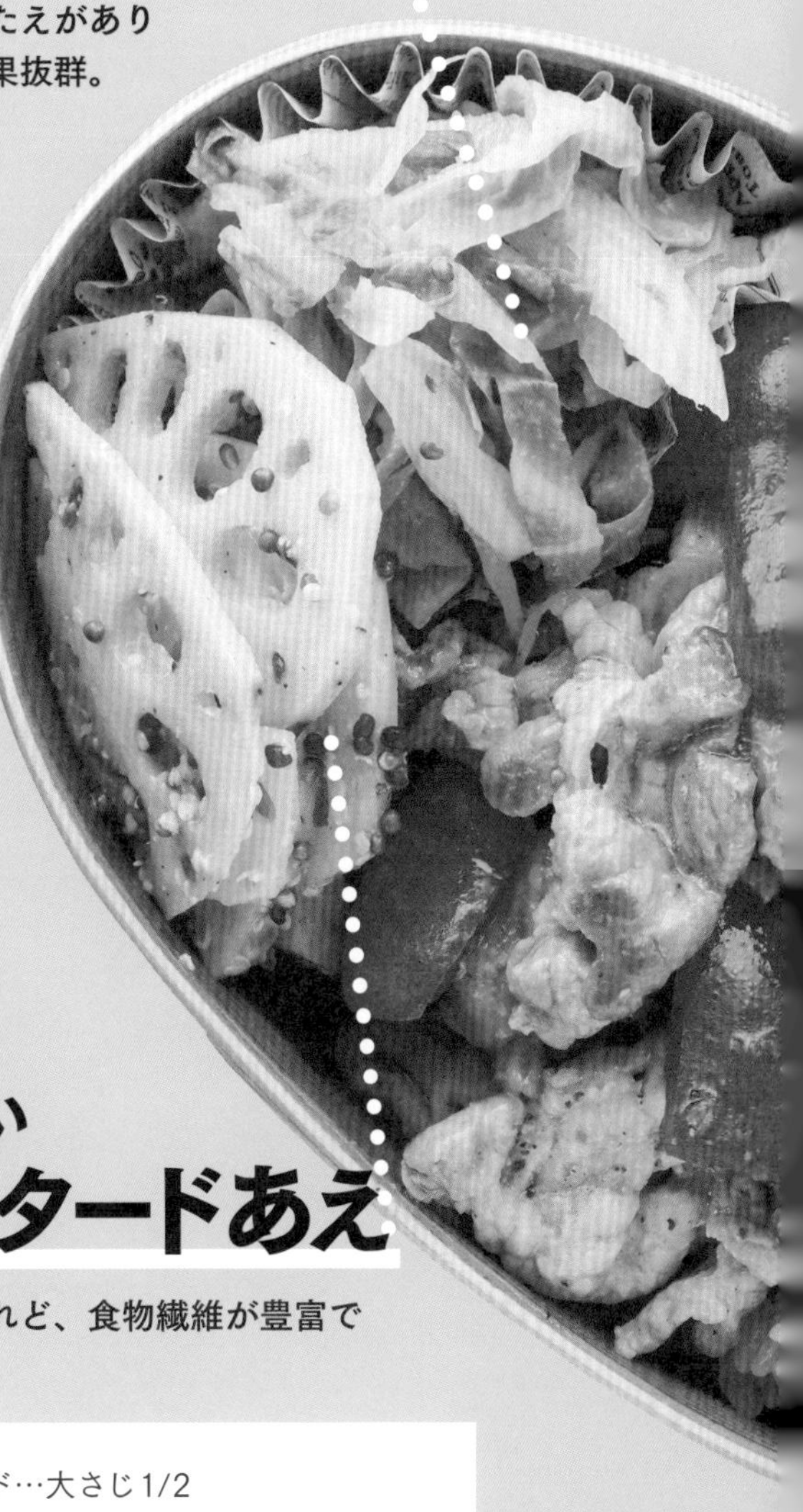

▶**材料**（作りやすい分量）
- ●キャベツの葉…2枚（約120g）
- ●梅チューブ…小さじ1
- ●かつお節…1/2パック

▶**作り方**

1 キャベツはしんを切って、半分に切り、細切りにする。耐熱ボールに入れラップをふんわりとかけて電子レンジで2分ほど加熱する。水気を絞り、梅チューブ・かつお節を加えてあえる。

MEMO
かつお節が水分を吸い、
旨味も添える
一石二鳥レシピ！

シャキッと繊維が楽しい
れんこんのマスタードあえ

糖質が多いと思われがちなれんこんだけれど、食物繊維が豊富で便秘にも効果てきめん。

▶**材料**（作りやすい分量）
- ●れんこん…1節（約150g）　●粒マスタード…大さじ1/2
- ●オリーブオイル…小さじ1　●塩・こしょう…各少々

▶**作り方**

1 れんこんは皮をむき、縦半分に切ってから横に薄切りにする。鍋に湯を沸かし、塩適量（分量外）を加えて、れんこんを2～3分ゆで、ざるに上げて冷ます。

2 ボールに、粒マスタード・オリーブオイル・塩・こしょうを入れ混ぜ合わせ、1のれんこんをあえる。

旨味ハーモニーで幸せランチに

お魚嫌いも納得のうま弁当

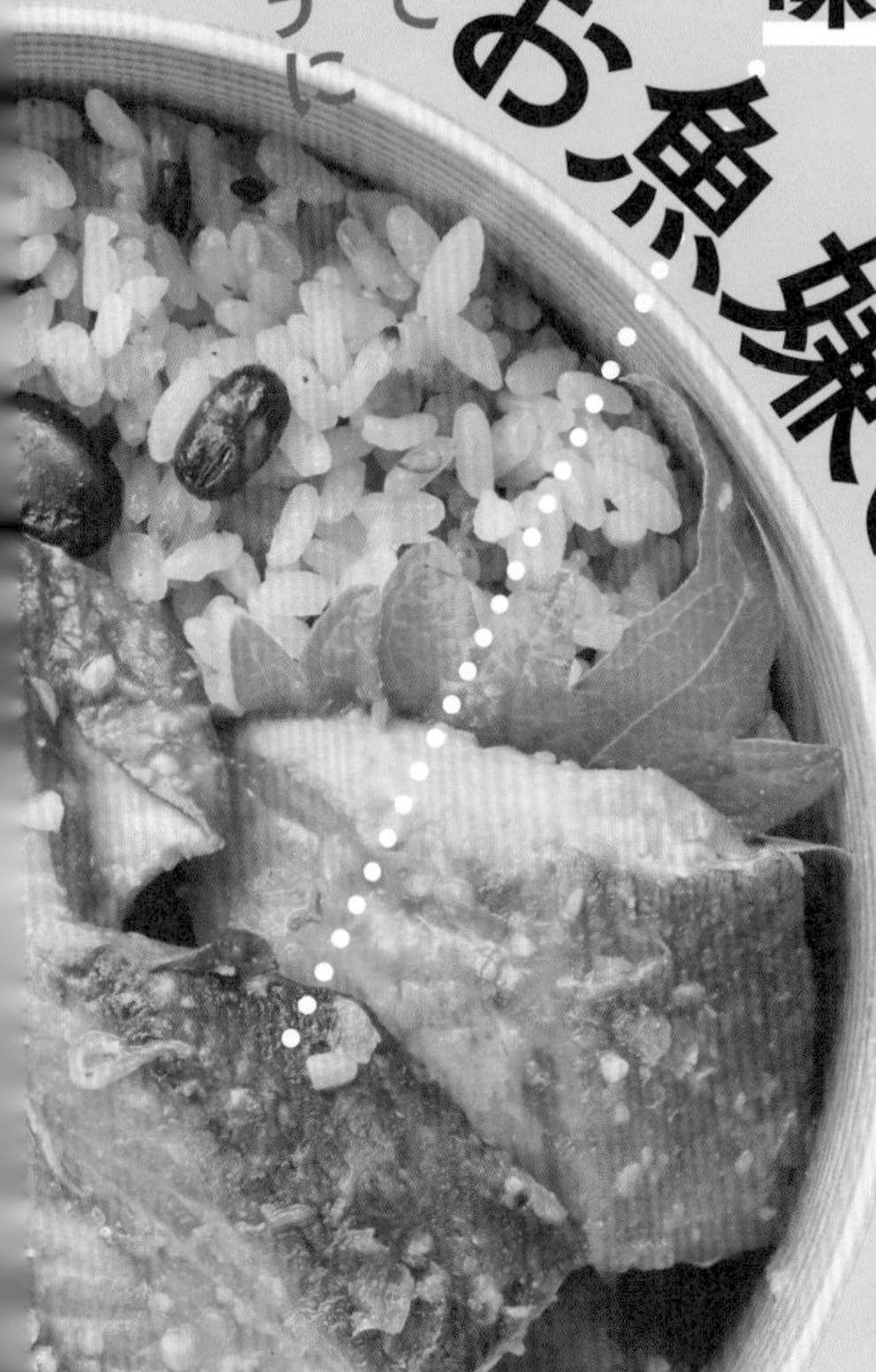

ご飯が進む！魅惑の味噌味
鮭とエリンギの味噌炒め

たんぱく質を活用するアミノ酸スコアが高い鮭。低カロリーのエリンギを合わせることで、美味しいのにヘルシーさもキープ。

▶**材料**（2人分）
- ●鮭の切り身…2切れ（約200g）
- ●エリンギ…1パック（約100g）
- ●ごま油…小さじ1

〈甘みそだれ〉
- ●味噌…大さじ1
- ●酒…大さじ2
- ●みりん…大さじ1

▶**作り方**

1 エリンギは、縦に薄切りにして、横に2～3等分に切る。鮭も一口大にそぎ切りにする。

2 フライパンにごま油を中火で熱し、鮭とエリンギを並べ入れ両面を2分ずつ焼く。焼き色がついたら、たれを回し入れ、全体を大きく混ぜてからめる。

MEMO

グリルパンを使えば、魚焼きグリルで簡単調理も可能に。

鮭の旨味がすごい！

1日に必要な栄養素がこれだけ摂れる！

505kcal

糖質 44.0g

たんぱく質 21.5g

カルシウムもチャージ!

ししとうとじゃこの炒め物

エネルギー代謝をサポートするカプサイシンたっぷりのししとう。じゃこのカリッと感で食べごたえもバッチリ。

▶**材料**(作りやすい分量)

- ●ししとう…1パック(約120g)
- ●ちりめんじゃこ…20g
- ●しょうゆ・酒・みりん…各大さじ1/2
- ●ごま油…小さじ1

▶**作り方**

1 ししとうはヘタを取り、縦に1本切目を入れる。フライパンにごま油を中火で熱し、ししとう、ちりめんじゃこを入れて1～2分炒める。しょうゆ・酒・みりんを加え汁気がなくなるまでからめながら炒める。

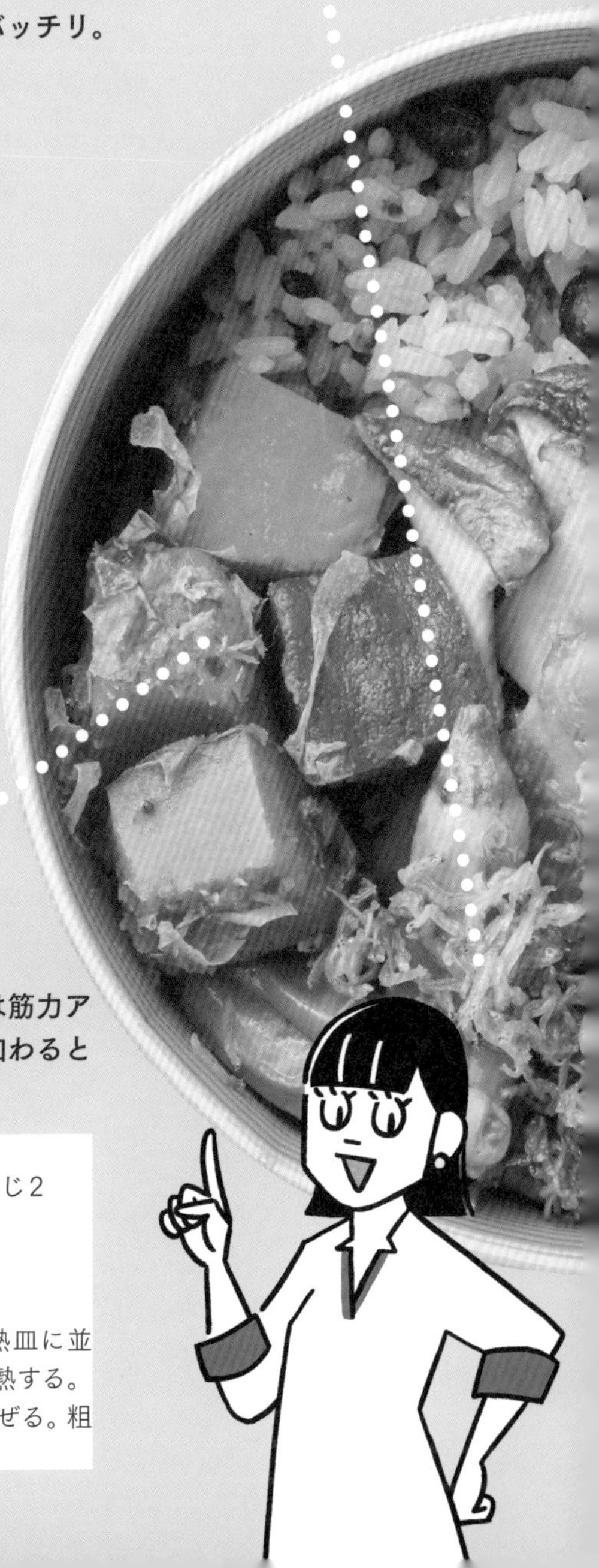

素材の甘味で
調味料は最小限に

かぼちゃのおかかあえ

必須アミノ酸や亜鉛が豊富なかぼちゃは、実は筋力アップに貢献する優秀食材。かつお節の旨味が加わると極上の副菜に。

▶**材料**(作りやすい分量)

- ●かぼちゃ…1/6個(約250g)
- ●しょうゆ…小さじ2
- ●かつお節…1パック(約3g)

▶**作り方**

1 かぼちゃはわたと種を取り、2㎝角に切る。耐熱皿に並べ入れ、ふんわりとラップをかけてレンジで4分加熱する。

2 取り出してしょうゆをふりかけ、底から大きく混ぜる。粗熱を取り、かつお節をふりかけさっとあえる。

こってりたれで大満足！

牛肉ともやしのプルコギ風

大豆の約1.6倍もの食物繊維量がある大豆もやしは腸活にぴったり。味噌やみりんといった発酵食品も加わり、腸がごきげんになって代謝もアップ。

繊維たっぷりコクうま弁当

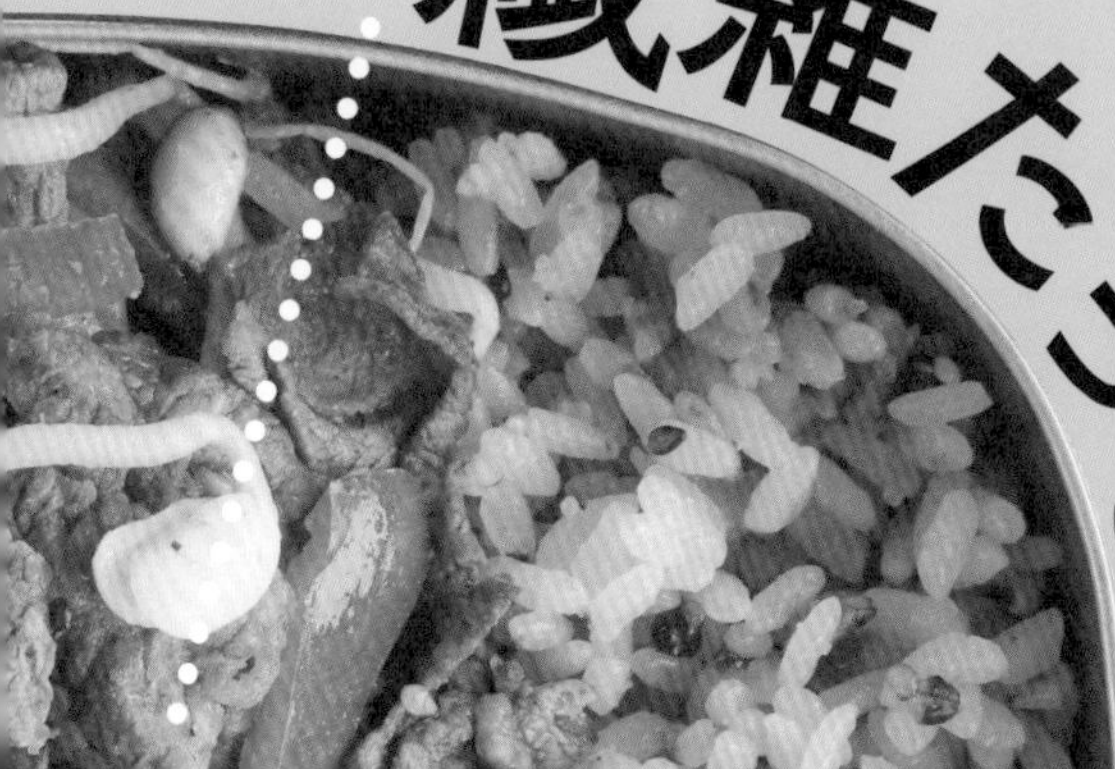

▶材料（2～3人分）

- ●牛こま切れ肉…200g
- ●大豆もやし…100g
- ●ピーマン…2個

〈たれ〉

- ●酒…大さじ2
- ●みりん・しょうゆ…各大さじ1/2
- ●味噌・ごま油・白いりごま…各小さじ1
- ●おろしにんにく…小さじ1/2
- ●黒こしょう…少々
- ●米油…小さじ1

▶作り方

1 牛肉は食べやすく切る。ピーマンは種を外し細切りにする。ボールにたれの材料を混ぜ合わせ、牛肉を加えてよくもみ込む。

2 耐熱皿に、大豆もやし・ピーマンを入れて、1の牛肉をのせてラップをして、電子レンジで8分加熱する。牛肉に火が通ったら取り出し、全体を混ぜる。

すっきり快腸！
燃えやすい体に

MEMO

赤身肉には体を温める効果が。
鉄分も多いので
女性におすすめ。

1日に必要な栄養素がこれだけ摂れる！

480kcal

糖質 38.8g

たんぱく質 16.2g

ごきげん腸で
代謝アップ

ごまパワーでヘルシーに
ブロッコリーの黒ごまあえ

白ごまよりも香りが強い黒ごまは、副菜に使うといいアクセントに。煮切りみりんでコクや甘味もプラス。

▶**材料**（作りやすい分量）
●ブロッコリー…1/2株（約150g）
〈あえごろも〉
●黒すりごま…大さじ1
●みりん…小さじ1
●しょうゆ…小さじ1

▶**作り方**
1 みりんはラップをせずにレンジで30秒加熱し、すりごま・しょうゆと混ぜる。
2 ブロッコリーは小房にわけ、食べやすい大きさに切り耐熱容器に入れる。ふんわりとラップをかけ、電子レンジで2分半加熱し、余分な水気を切って1であえる。

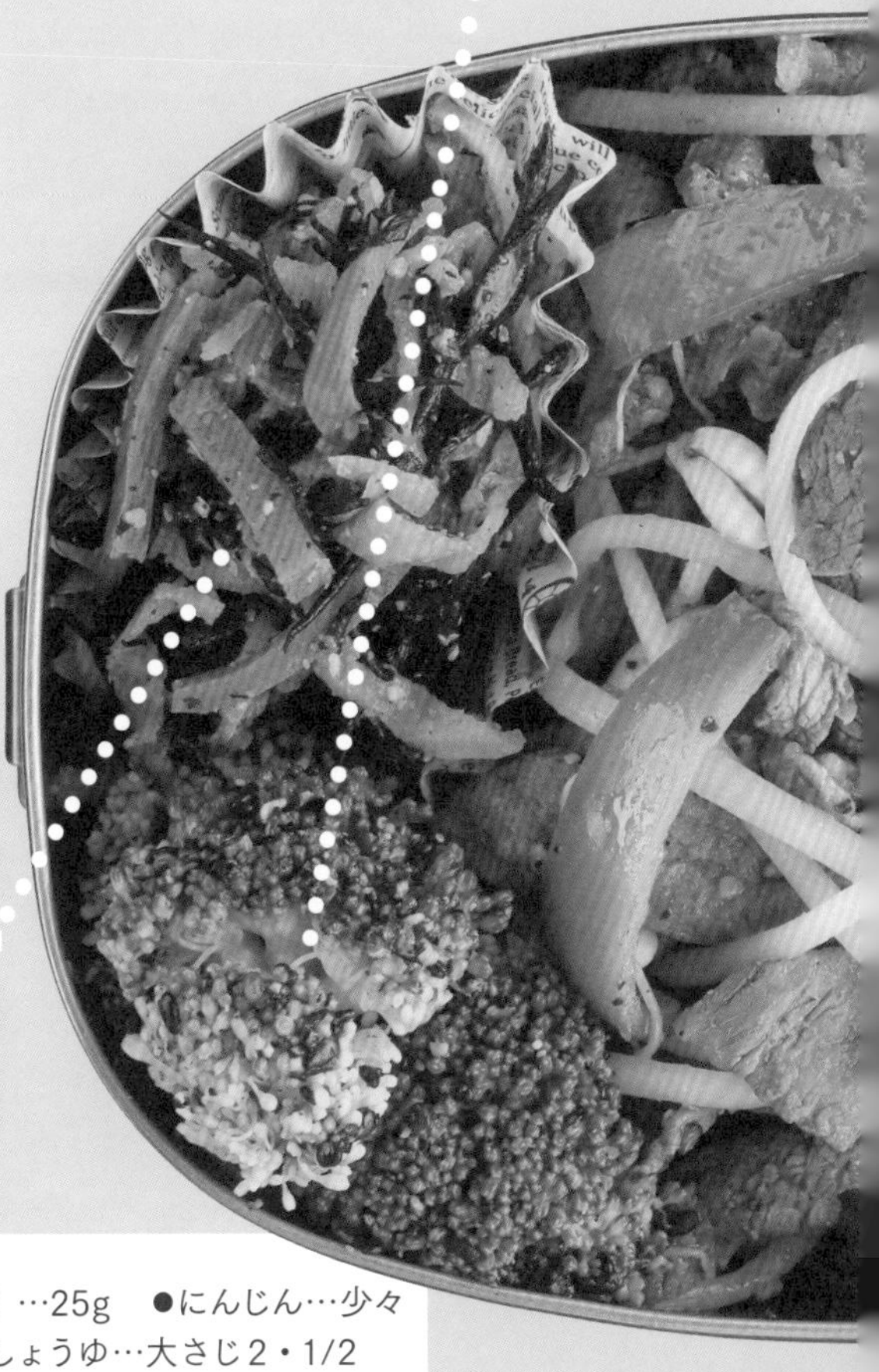

繊維の宝庫！ 腸活副菜
切干大根とひじきのごま煮

切干大根とひじきという、食物繊維の塊を組み合わせた腸活レシピ。便秘やむくみを防ぎ、栄養をきちんと吸収する腸を育むのにぴったり。

▶**材料**（作りやすい分量）
●切干大根（乾燥）…30g　●ひじき（乾燥）…25g　●にんじん…少々
●水…2カップ　●顆粒だし…小さじ1　●しょうゆ…大さじ2・1/2
●みりん…大さじ2　●すりごま…大さじ3

▶**作り方**
1 切干大根とひじきはそれぞれたっぷりの水で戻し、ざるに上げ水気をしっかりと切る。にんじんはせん切りに。
2 鍋に水、顆粒だし、しょうゆ、みりんを合わせて火にかけ、煮立ったら1の切干大根とひじきを加えてふたをし、2～3分煮る。ふたを外して汁気がなくなるまで煮て、仕上げにすりごまを加えて全体になじませる。

低糖質でもしっかり満腹

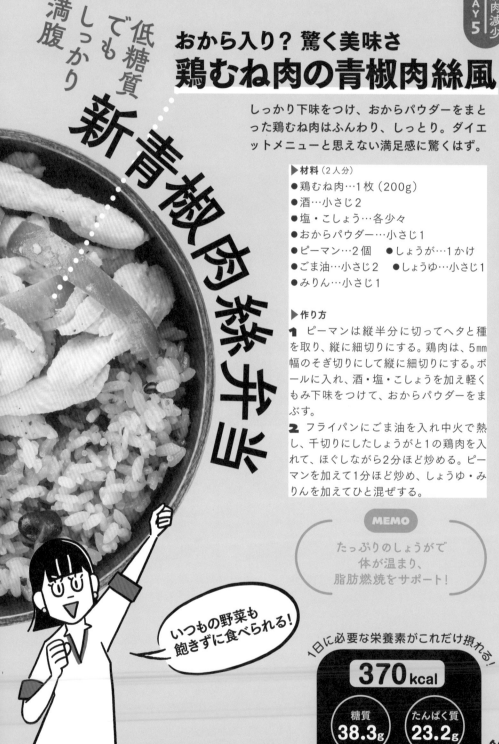

新青椒肉絲弁当

おから入り？ 驚く美味さ
鶏むね肉の青椒肉絲風

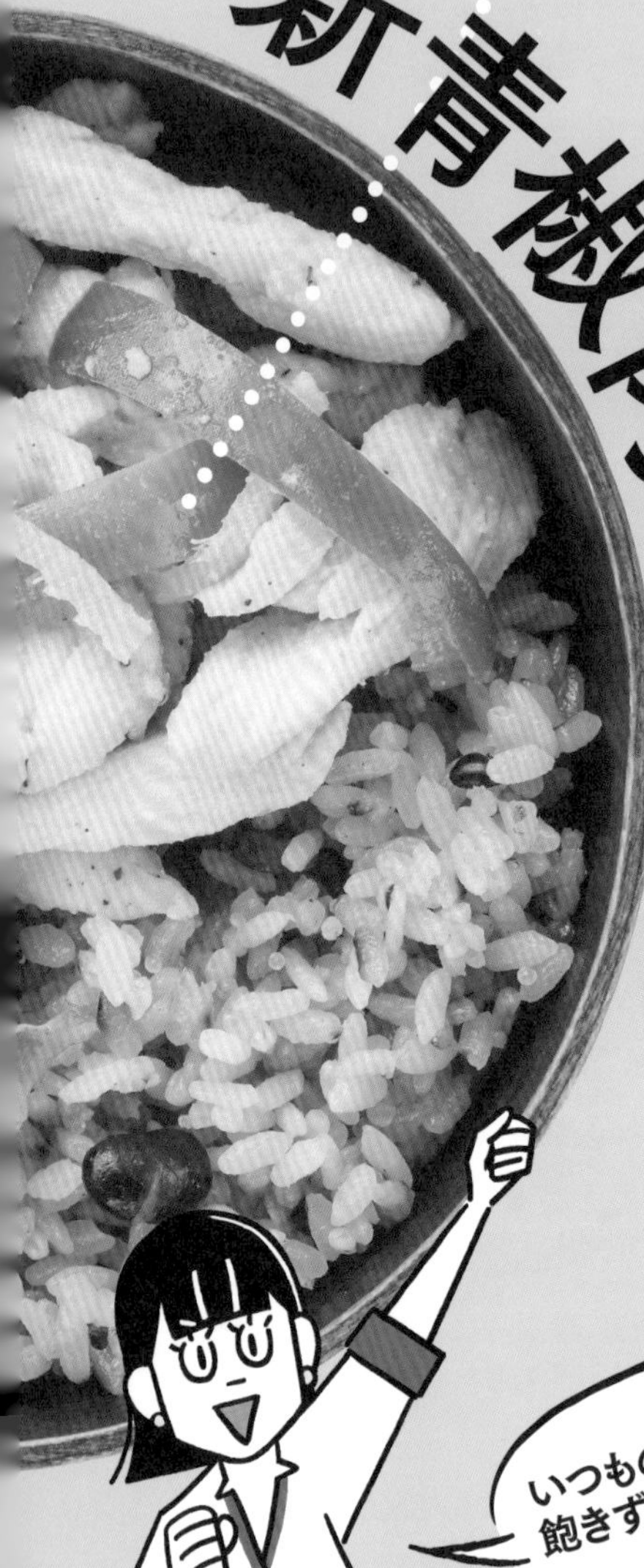

しっかり下味をつけ、おからパウダーをまとった鶏むね肉はふんわり、しっとり。ダイエットメニューと思えない満足感に驚くはず。

▶材料（2人分）

- 鶏むね肉…1枚（200g）
- 酒…小さじ2
- 塩・こしょう…各少々
- おからパウダー…小さじ1
- ピーマン…2個
- しょうが…1かけ
- ごま油…小さじ2
- しょうゆ…小さじ1
- みりん…小さじ1

▶作り方

1 ピーマンは縦半分に切ってヘタと種を取り、縦に細切りにする。鶏肉は、5㎜幅のそぎ切りにして縦に細切りにする。ボールに入れ、酒・塩・こしょうを加え軽くもみ下味をつけて、おからパウダーをまぶす。

2 フライパンにごま油を入れ中火で熱し、千切りにしたしょうがと1の鶏肉を入れて、ほぐしながら2分ほど炒める。ピーマンを加えて1分ほど炒め、しょうゆ・みりんを加えてひと混ぜする。

MEMO

たっぷりのしょうがで
体が温まり、
脂肪燃焼をサポート！

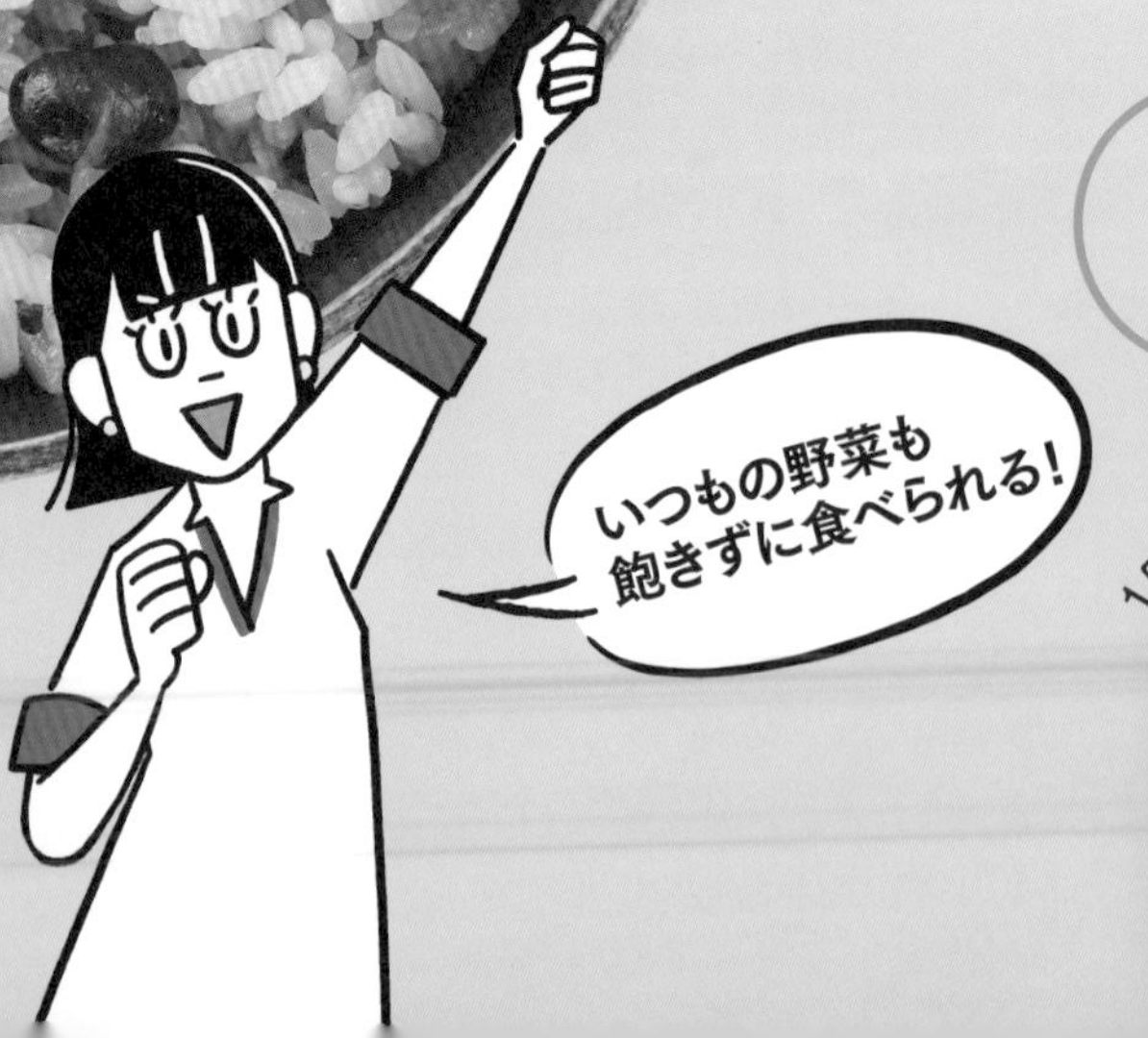

1日に必要な栄養素がこれだけ摂れる！

370kcal

糖質 38.3g

たんぱく質 23.2g

箸がとまらないスパイス効果
オクラのカレー炒め

オクラに含まれるカリウムには、むくみ解消を助ける働きが。ネバネバの元、ペクチンが糖質の吸収も抑えてくれる優秀食材!

▶**材料**（作りやすい分量）
- ●オクラ…1パック
- ●カレー粉…小さじ1/4
- ●塩…少々
- ●オリーブオイル…小さじ1

▶**作り方**

1 オクラはヘタを切ってがくのまわりをむき、縦に切り目を1本入れる。

2 フライパンにオリーブオイルを入れ中火であたため、オクラを入れてさっと炒める。カレー粉と塩をふり入れ水大さじ1（分量外）を回し入れてふたをして、弱火で10分ほど蒸し焼きにする。ふたを外して、強火にして汁気を飛ばす。

鶏でも激うま!

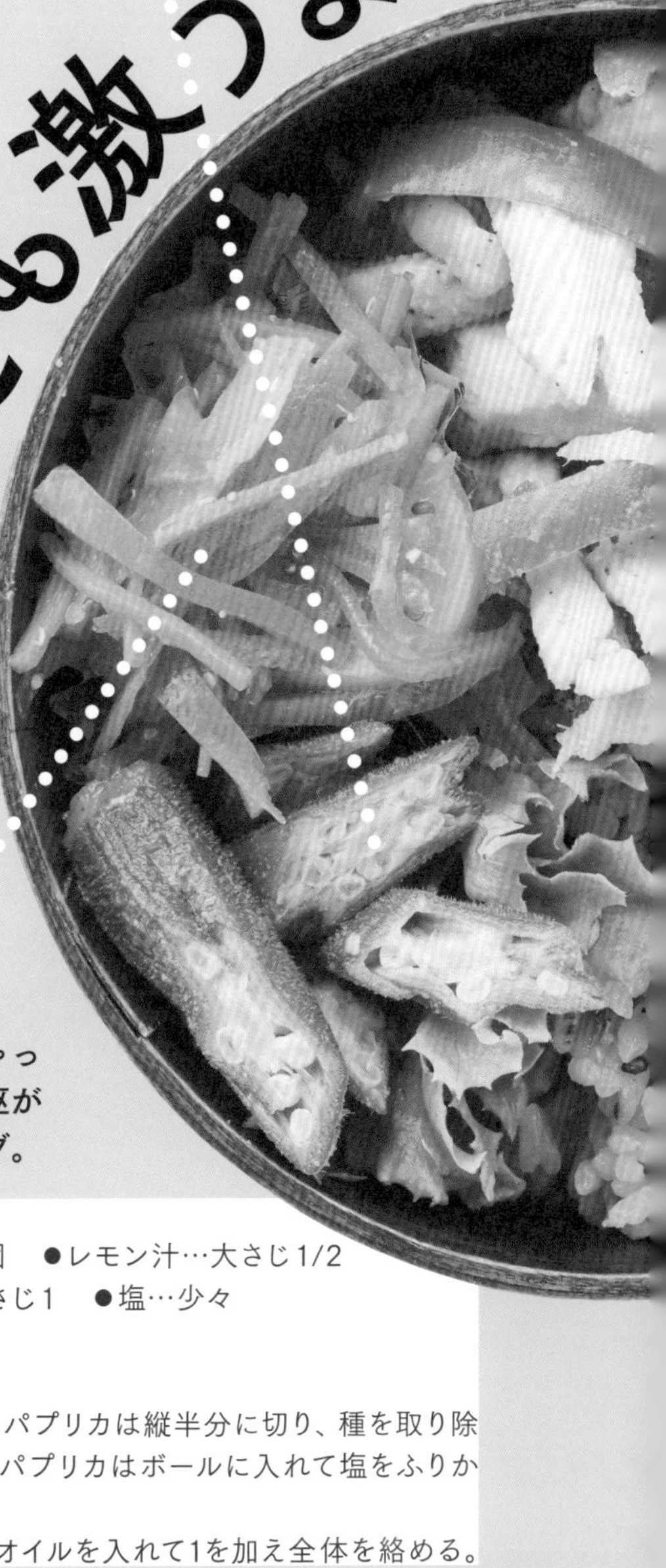

歯ごたえ抜群で満腹感
キャロットラペ

レモンの香りとマスタードのぷちぷち感、しゃっきり歯ごたえのにんじんを噛むことで満腹中枢が刺激され、やせホルモンも活性化されるサラダ。

▶**材料**（作りやすい分量）

●にんじん…1/2本（70g）　●黄パプリカ…1/2個　●レモン汁…大さじ1/2
●粒マスタード…小さじ1　●オリーブオイル…大さじ1　●塩…少々

▶**作り方**

1 にんじんは皮をむき、長さ4㎝の千切りにする。パプリカは縦半分に切り、種を取り除き、横半分に切って縦に薄切りにする。にんじんとパプリカはボールに入れて塩をふりかるくもんで、5～6分ほど置いて、水気をしぼる。

2 別のボールにレモン汁・粒マスタード・オリーブオイルを入れて1を加え全体を絡める。

午後の元気をチャージ！

しっとり贅沢な味わい
豚肉のごまつくね

しょうがやねぎたっぷりの豚つくねは、蒸し焼きにして仕上げるからふっくらジューシーで冷めても美味しい！

ごま入りつくねのエナジー弁当

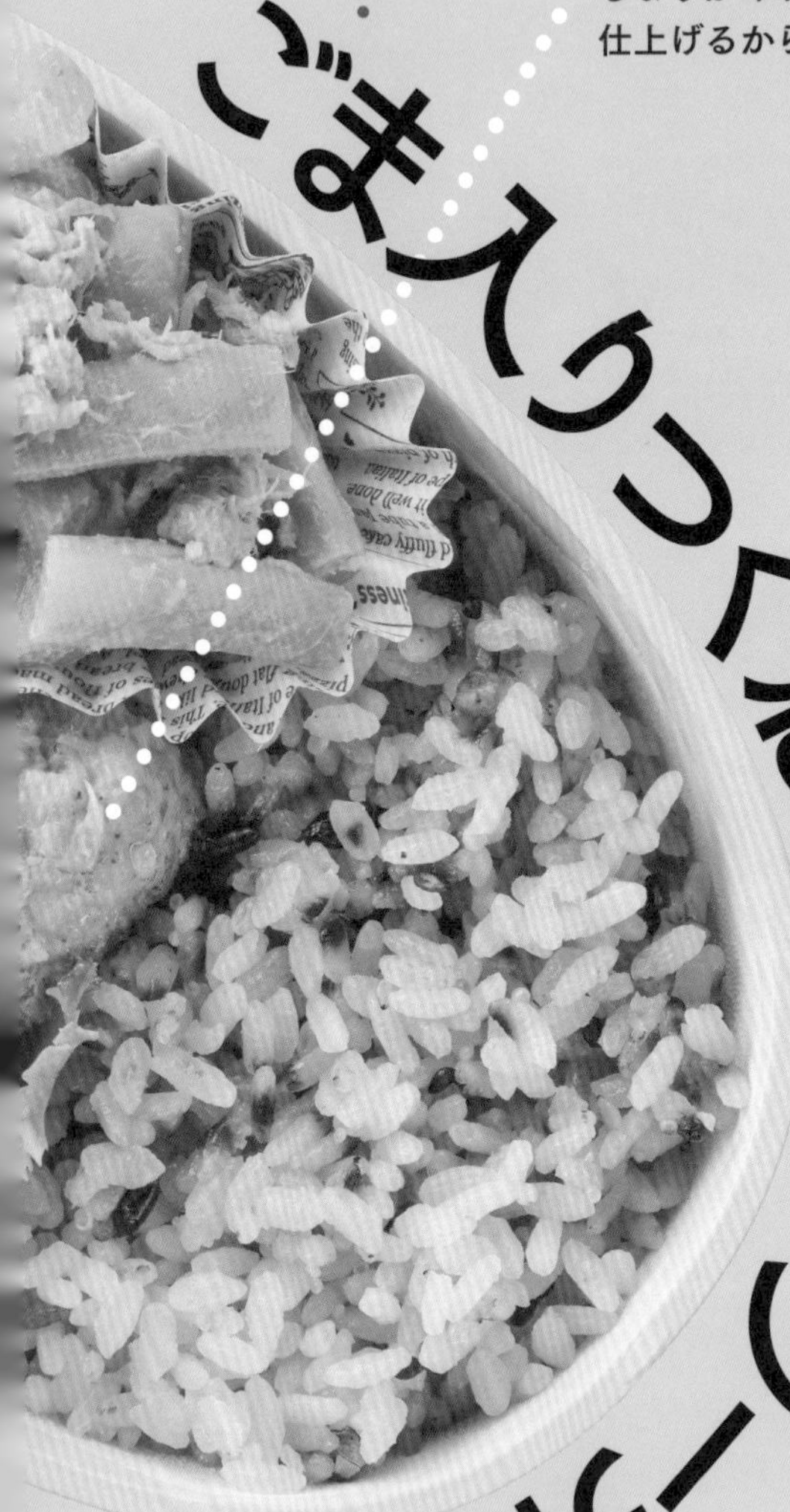

▶材料（2人分）
- ●豚ひき肉…200g
- ●長ねぎ…1/2本
- ●白いりごま…大さじ2
- ●ごま油…小さじ1

〈たね用〉
- ●溶き卵…1/2個分
- ●しょうが汁…小さじ1/2
- ●酒・みりん…各大さじ1/2
- ●しょうゆ…大さじ1
- ●おからパウダー…小さじ1
- ●こしょう…少々

▶作り方

1 ねぎはみじん切りにする。大きめのボールにひき肉・ねぎ・白いりごまを入れて、たね用の調味料を加え粘り気が出るまでよく混ぜる。4等分にして小判形にまとめる。

2 フライパンにごま油を中火で熱し、1のたねを並べ入れる。両面を1～2分ずつ焼いてからふたをして弱火で4～5分蒸し焼きにする。

MEMO

おからパウダーで
ふっくら！

つくねは
冷凍もOK！

1日に必要な栄養素がこれだけ摂れる！

530kcal

糖質 43.4g

たんぱく質 24.2g

簡単なのに栄養素バツグン！
さやいんげんのツナあえ

さやいんげんは油分のあるツナと一緒ならβカロテンの吸収率が高まり、たんぱく質も一緒に摂れるダイエット効果抜群の惣菜に。

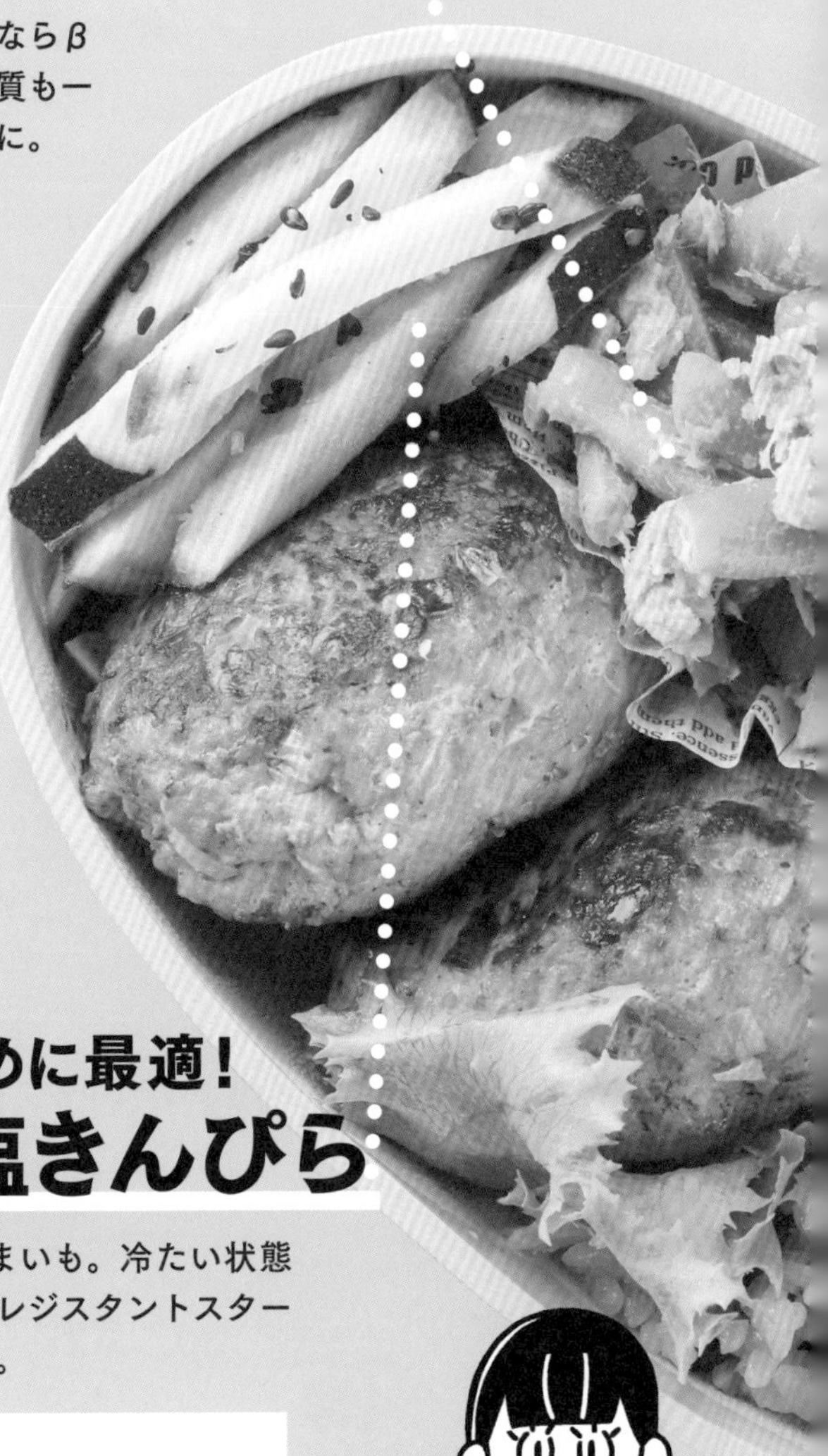

▶材料（作りやすい分量）
- さやいんげん…10本
- ツナ水煮缶…1/2缶
- しょうがチューブ…小さじ1/2
- 味噌…小さじ1

▶作り方

1 さやいんげんはヘタを切る。鍋に塩少々（分量外）を加えて湯を沸かし、さやいんげんを入れて1分30秒ほどゆでる。ざるに広げて水気を切って冷まし、長さ3㎝に切る。

2 ボールに缶汁を切ったツナ、しょうがチューブ、味噌を合わせて、1のさやいんげんをあえる。

ほのかな甘味で箸休めに最適！
さつまいもの塩きんぴら

食物繊維もビタミンCも豊富なさつまいも。冷たい状態だとでんぷんが血糖値の上昇を抑えるレジスタントスターチに変化するのでダイエット中でも◎。

▶材料（作りやすい分量）
- さつまいも…1本（約200g）　●みりん…小さじ2
- ごま塩…小さじ1　●ごま油…小さじ1

▶作り方

1 さつまいもは、皮ごと幅7～8㎜の斜め切りにしてから、7～8㎜の棒状に切る。水にさっとさらして水気をしっかりと切る。

2 フライパンにごま油を入れ中火で熱し、さつまいもを入れてふたをして4～5分蒸し焼きにする。さつまいもに火が通ったら、みりんを回し入れ全体にからめ、ごま塩をふってさっと混ぜる。

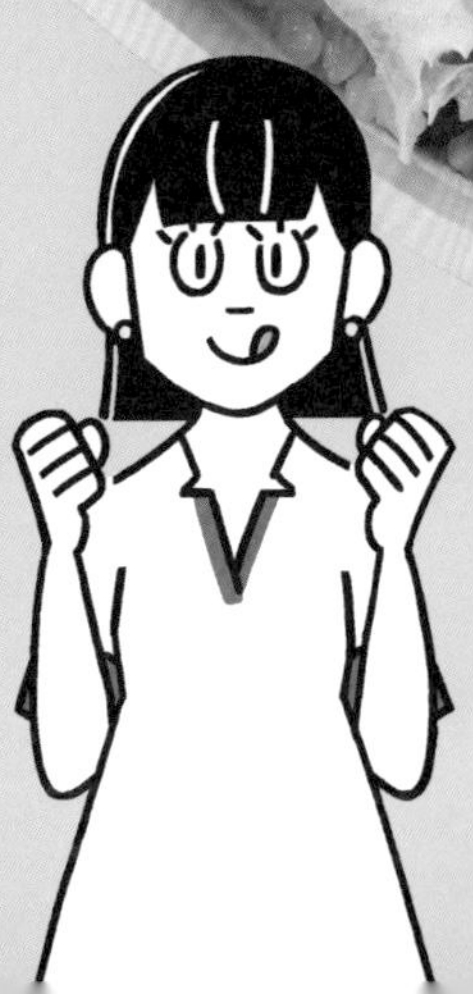

カレー好きならたまらない！

スパイス万歳！旨味共演弁当

風味がごちそう
カジキのカレーピカタ

低カロリーながらたんぱく質やカリウム豊富なメカジキ。脂質や糖質の代謝を促すナイアシンも豊富で燃焼体質に。

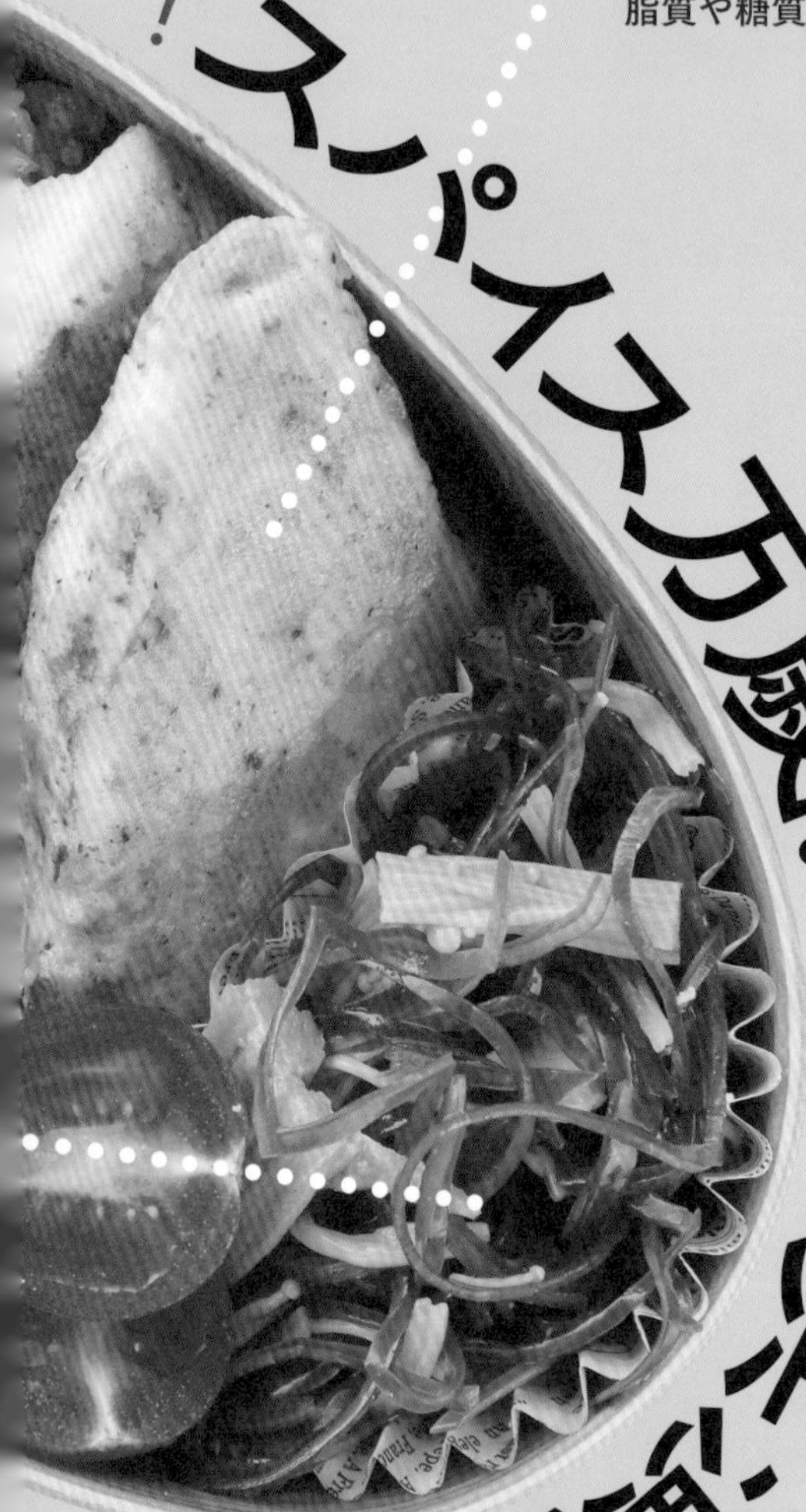

▶材料（2人分）
- ●メカジキ…2切れ（160g）
- ●塩…ふたつまみ
- ●こしょう…少々
- ●おからパウダー…小さじ2
- ●溶き卵…1個分
- ●粉チーズ…大さじ1
- ●カレー粉…小さじ1/2
- ●オリーブオイル…小さじ2

▶作り方

1 メカジキは水気をしっかりふき取り、塩・こしょうをふり、おからパウダーをまぶす。

2 ボールに、溶き卵・粉チーズ・カレー粉を入れ混ぜ合わせ1を入れて絡める。

3 フライパンにオリーブオイルを入れ中火にかけ、2を入れ2分焼き、焼き色がついたら裏返して弱火にしてさらに2分焼く。

MEMO

チーズの旨味やカレー粉の風味で、ガツンと満足感ある味わい。

カレー風味で満足度アップ！

1日に必要な栄養素がこれだけ摂れる！

457kcal

糖質 38.9g

たんぱく質 23.0g

たんぱく質もたっぷり！
スナップえんどうのチーズあえ

ゆで時間が短いスナップえんどうにチーズの旨味を合わせるだけ。ビタミン類もたんぱく質もしっかり摂れるから常備菜にしても◎。

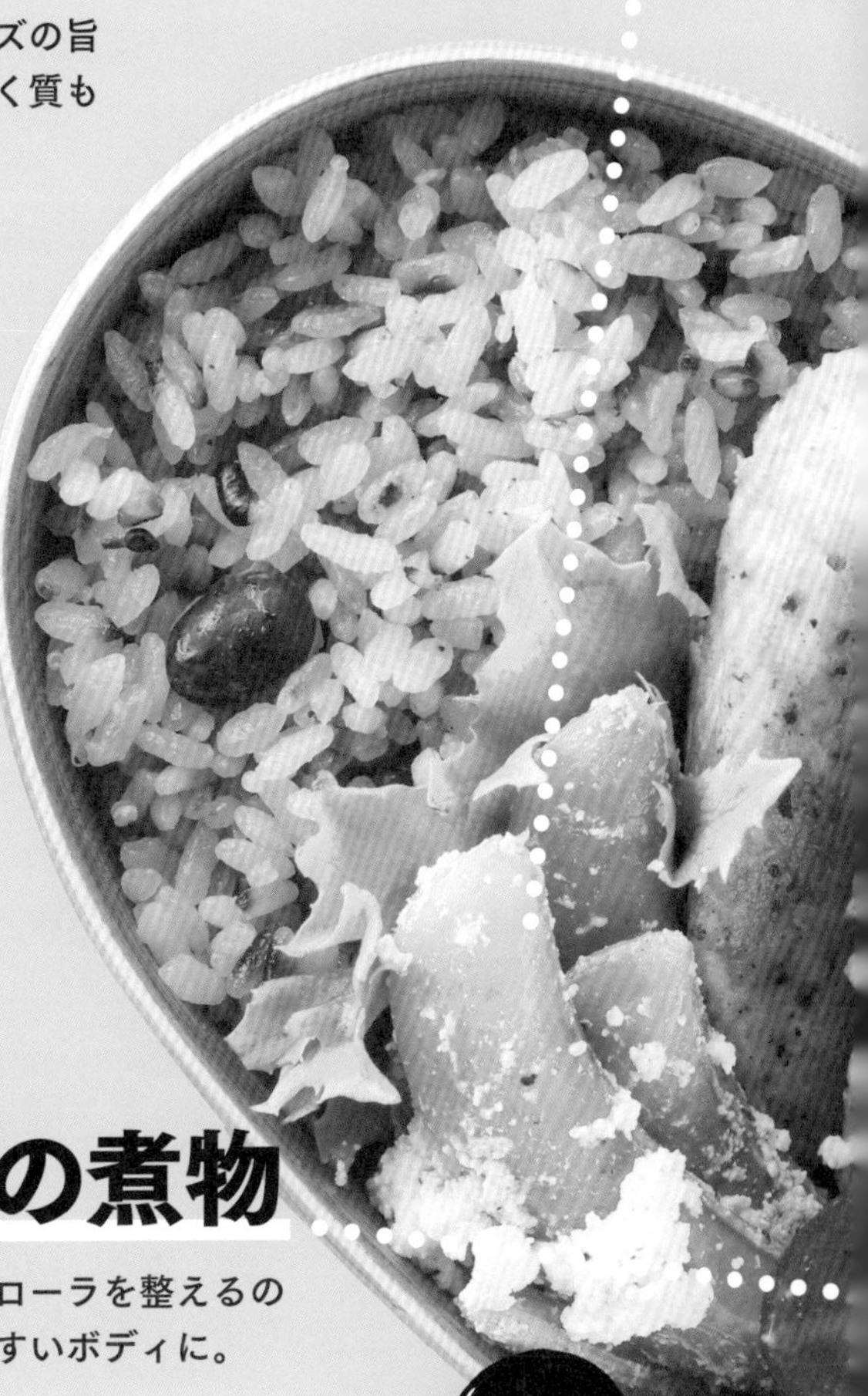

▶材料（作りやすい分量）
- ●スナップえんどう…6個
- ●カッテージチーズ…大さじ1
- ●塩・こしょう…少々

▶作り方

1 スナップえんどうは、ヘタと筋を取り、さやを開く。小鍋に湯を沸かして塩少々（分量外）を入れ、スナップえんどうを1分ほどゆでる。冷水に取って冷まし、水気をしっかりとふいて、ボールに入れ、カッテージチーズ・塩・こしょうをふり、全体を混ぜる。

歯ごたえも楽しい！
切昆布とえのきの煮物

昆布のアルギン酸やフコイダンは腸内フローラを整えるので、代謝が上がりやせやすい・燃焼しやすいボディに。

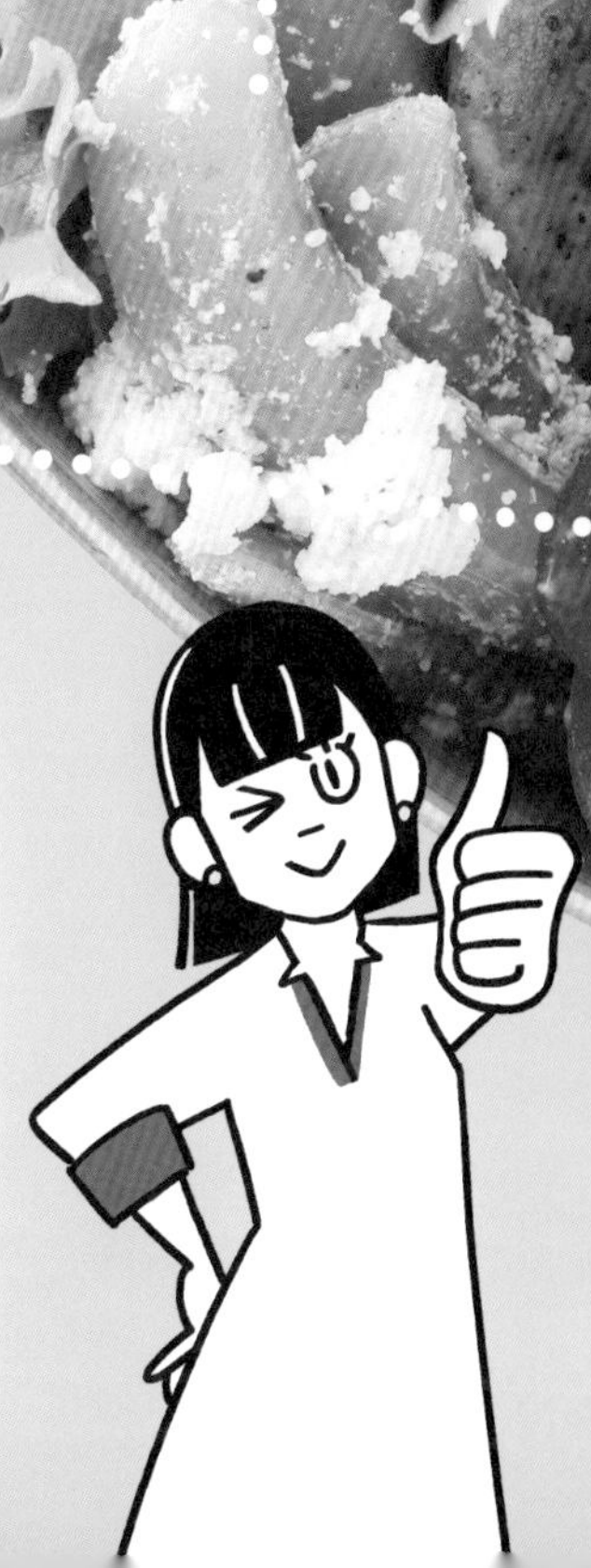

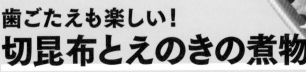

▶材料（作りやすい分量）
- ●切り昆布（乾燥）…30g　●油揚げ…1枚
- ●えのきだけ…大1袋（約200g）

〈煮汁〉
- ●しょうゆ…大さじ3　●みりん…大さじ3
- ●ごま油…大さじ1/2　●水…1カップ　●顆粒だし…小さじ1

▶作り方

1 切り昆布はさっと洗ってたっぷりの水に30分ほどつけてもどし、食べやすい大きさに切る。えのきは根元を切り、長さを3等分に切ってほぐす。油揚げは縦半分に切ってから横に幅1㎝に切る。

2 鍋に1と煮汁の材料を入れてふたをして中火にかける。煮立ったらふたを外して上下を返し、汁気がなくなるまで7～8分炒め煮にする。

column 2

保健師・松田リエの知識を総動員。昼食を変えて12kg減！

今でこそ皆様のダイエットのお手伝いをしていますが、「瞬食ダイエット」には2つの大きな柱があります。

ひとつは、保健師・看護師としての知識と経験。内臓の働き、ホルモンの作用、それに太るメカニズム……。そしてもうひとつは、何度もダイエットに挑戦し、リバウンドを繰り返した私自身の失敗です。

そんなダイエット人生の転換スイッチを押したのが「昼食」だといっても過言ではありません。看護師時代は忙しくて、食事はおにぎりやうどん、菓子パンなど「さっと食べられるもの」を基準に選んでいました。専業主婦になってからは自分のお昼に手間やお金をかける気になれず、レトルトや冷凍パスタばかり。栄養も足りず、まったくやせられず「私ってダメ」と自己嫌悪に陥る一方。

一念発起して「食べるダイエット」へと切り替えた時に、朝や夜の食事を変えるのはそれほど難しくありませんでした。ヘルシーな食事だと家族が喜ぶので作り甲斐もあるからです。でも、ダイエットが一気に加速したのは「昼食を変えてから」でした。「自分ひとりだし、まあいいか」「忙しいから仕方ない」を言い訳にしていた昼食を「ずぼら弁当」に変えた時にまず気づいたのは、午後の調子の良さ！ だるさや眠気ゼロで、家事がサクサクと進んで気分も絶好調。いつもは午後に手を伸ばしていたお菓子にも興味がなくなり、そのうち頭痛やPMSも消えるなど別人のよう。調子がいいなと思っていたら、気づけば12kgやせていたというのが正直なところ。

必死にダイエットする時代は、もう終わり。今の私は、美味しく食べて、好きなものを着て、仕事も育児もばりばりと楽しむハッピーライフを満喫しています。昼食を変えてダイエット人生の転換スイッチを入れる幸福感、ぜひたくさんの方に味わっていただきたいです！

Part 3

「まんぷく弁当」丸わかり！大図鑑

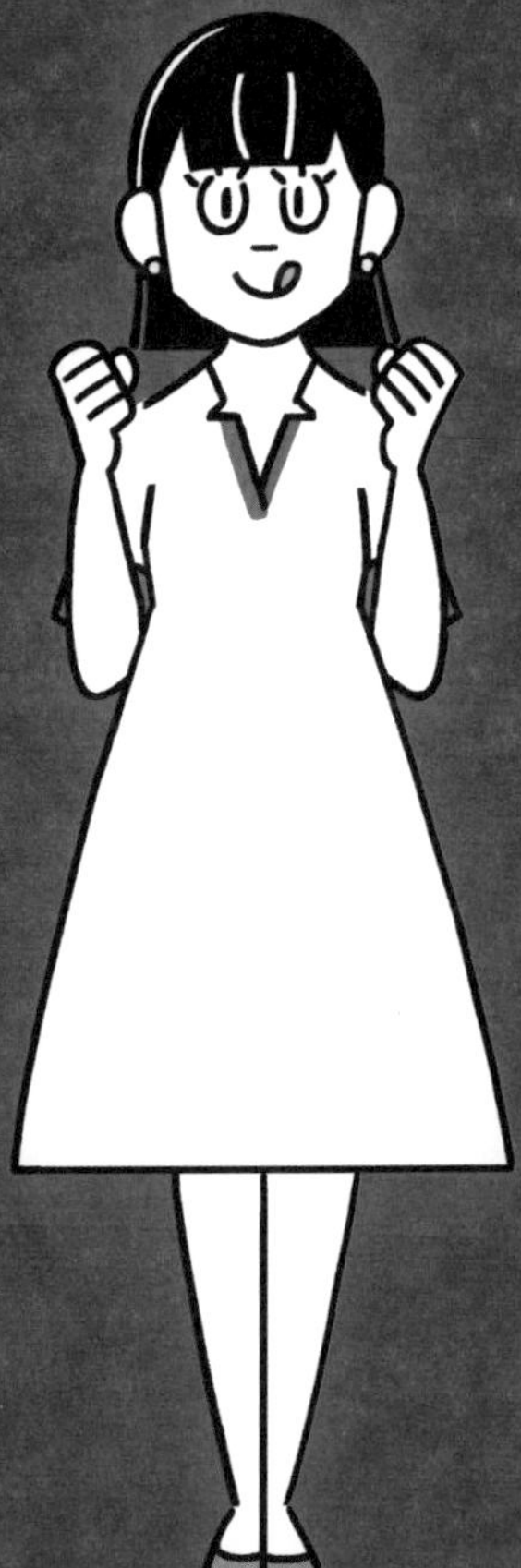

こんなに簡単！
めちゃめちゃ美味しい！

10分でできる「まんぷく弁当」完全実況

ヘルシーでジューシーな肉巻き弁当

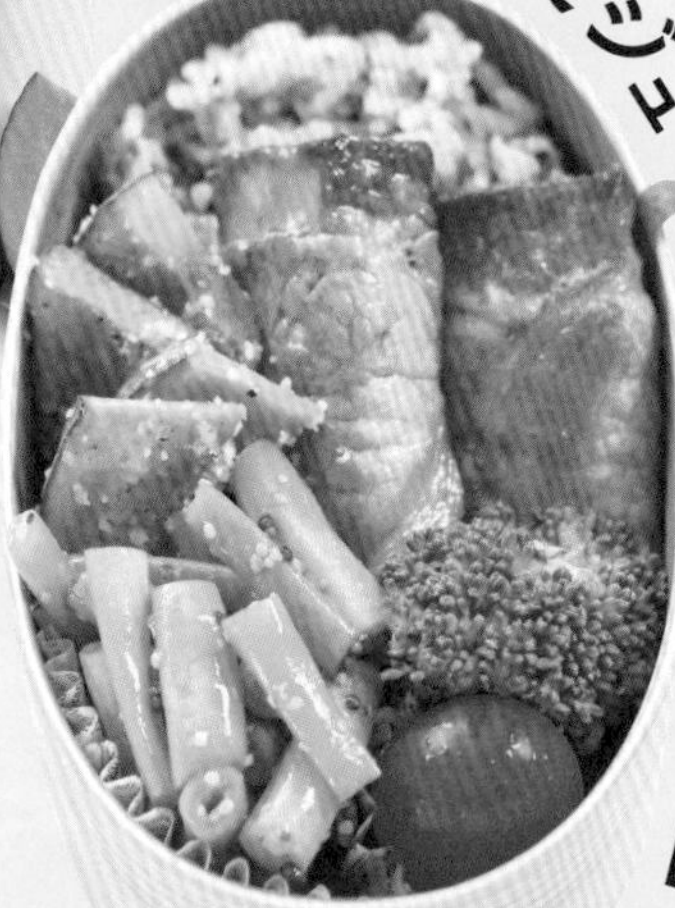

ここでは「いちからお弁当を作る」 プロセスを実況中継。
レンジも活用して手間なくすばやく作るコツを解説します。
作り置きを活用すればさらにクイックにお弁当が完成！

START

主菜 厚揚げの肉巻き

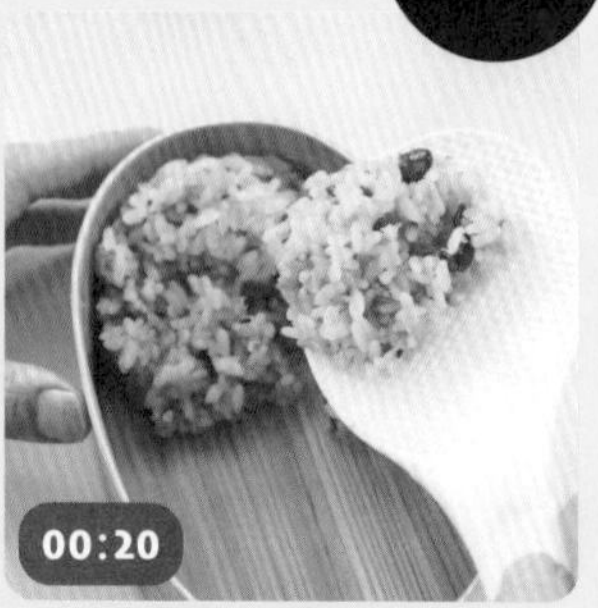

ご飯を詰める。
温かいままでOK！

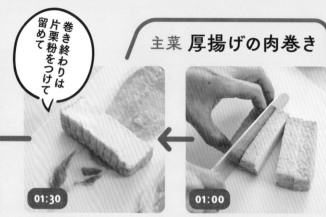

厚揚げを切る

豚肉で巻く

巻き終わりは片栗粉をつけて留めて

副菜① かぼちゃのスパイス焼き

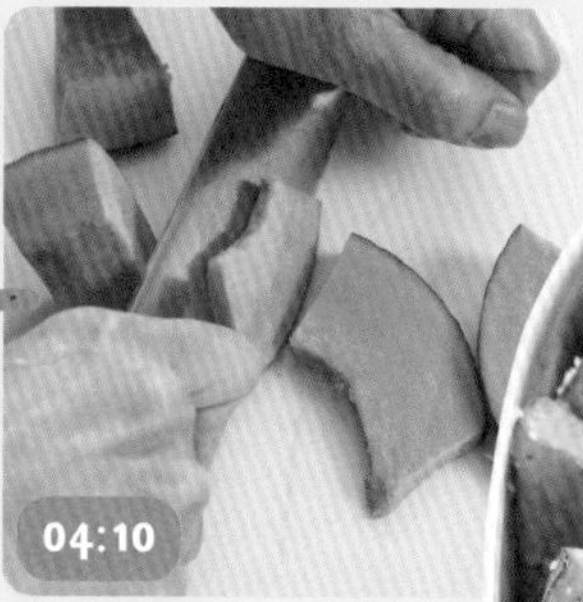

かぼちゃを切る

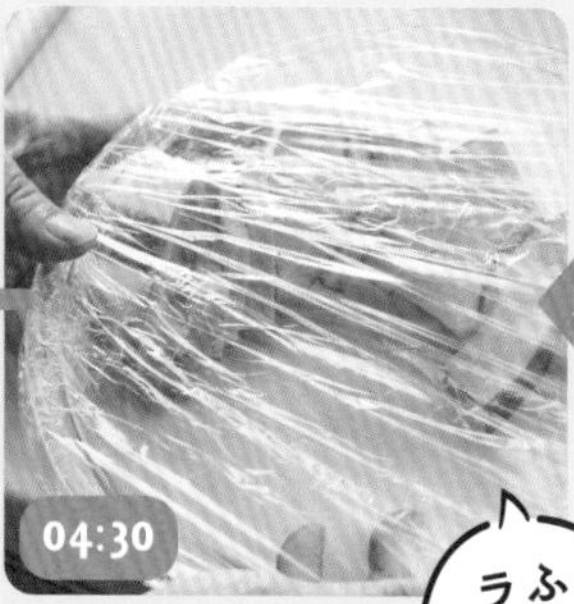

レンジで
2分半加熱

ふわっとラップ

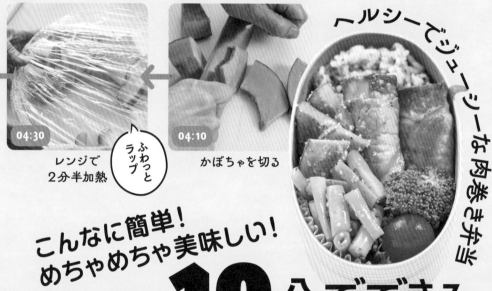

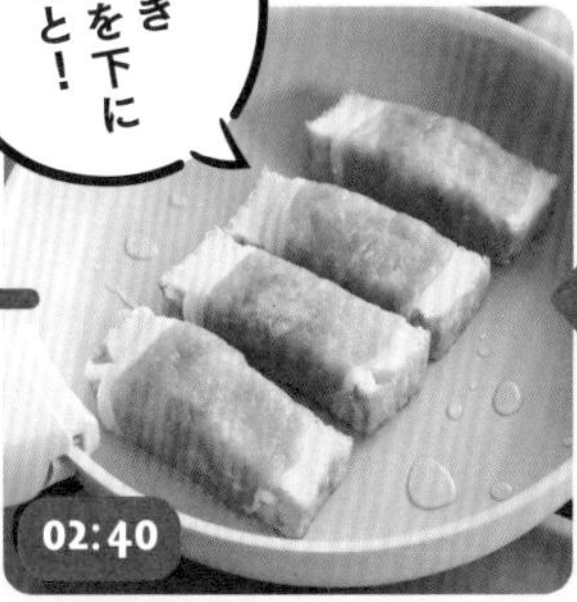
02:40

肉の巻き終わりを下にすること！

フライパンで焼く

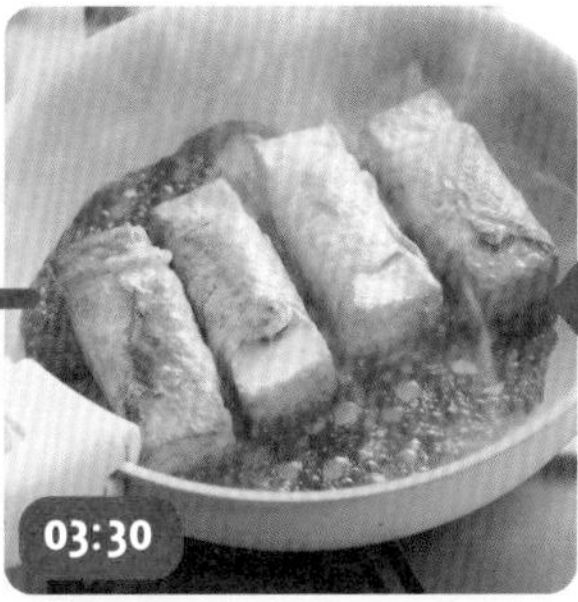
03:30

たれを回し入れる

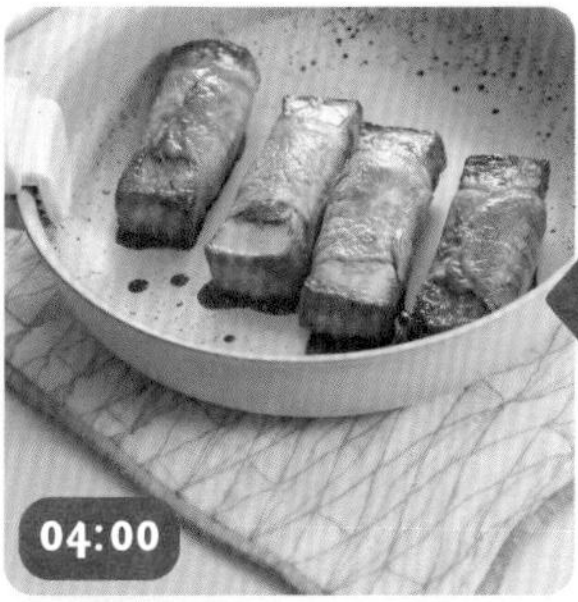
04:00

濡れふきんの上で冷ます

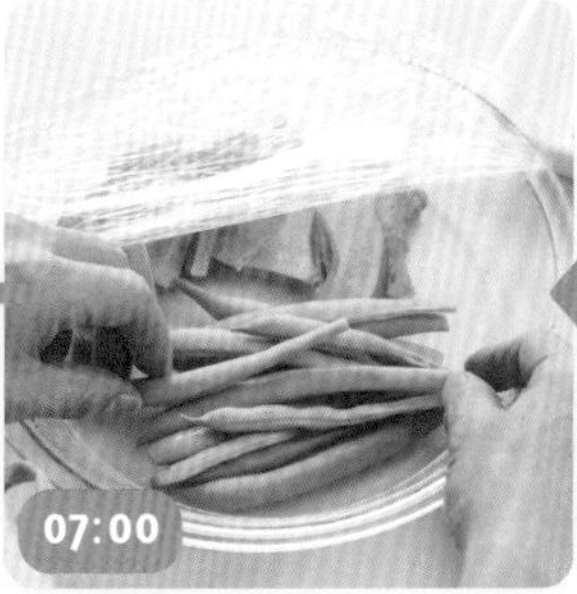
07:00

いんげんを加えて1分加熱する

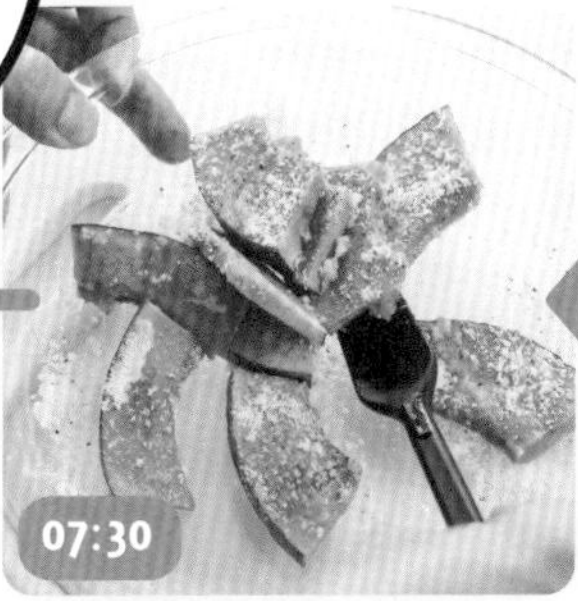
07:30

調味料とあえる

副菜② さやいんげんのマスタードあえ

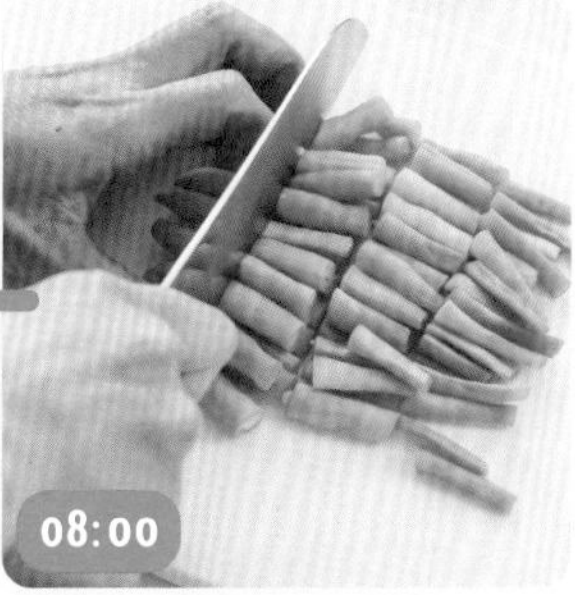
08:00

いんげんを切る

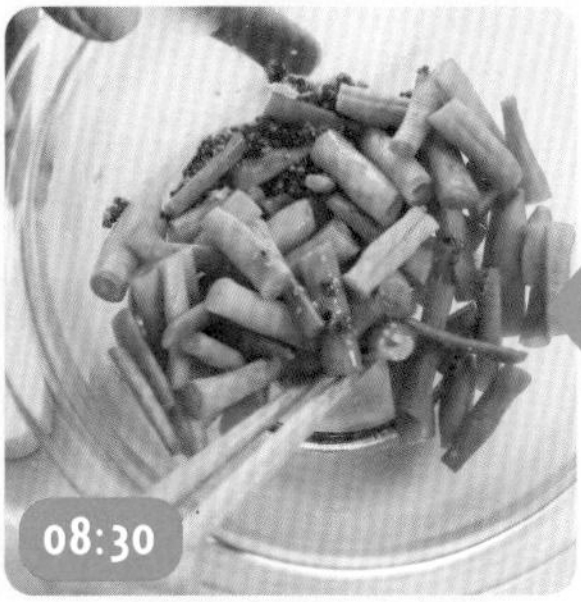
08:30

いんげんをたれとあえる

大葉やトマト、ゆでたブロッコリーなどをセットにしておくと便利！

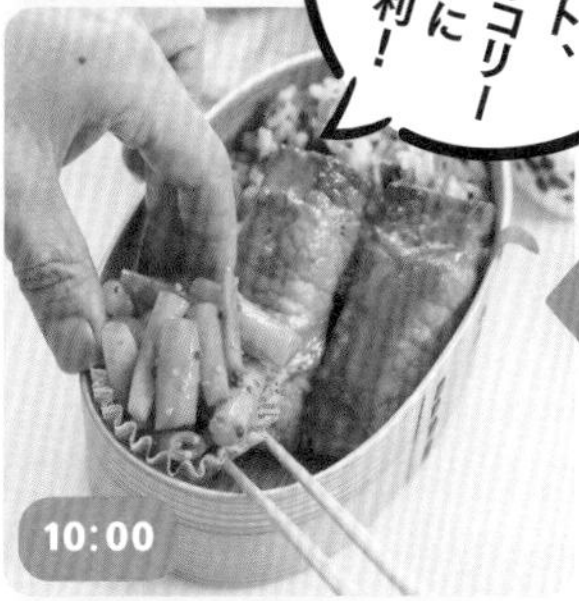
10:00

最初は主菜から。仕切りやカップを利用して副菜を詰め、すき間があればトマトなどで埋める

FINISH

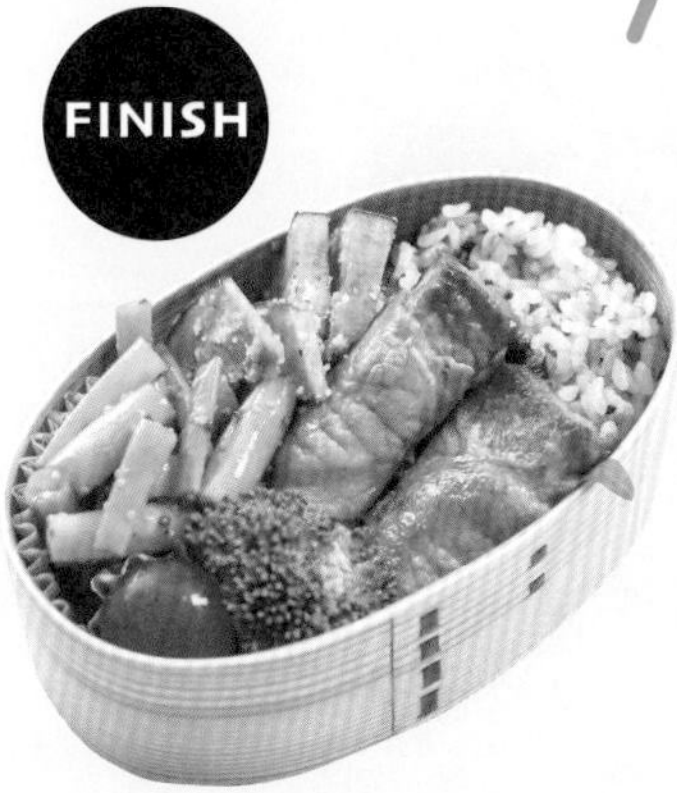

※ 詳しい作り方や材料は p46-47 に記載しております。

コツがわかれば、アレンジ自在

これが「まんぷく弁当」の黄金率！

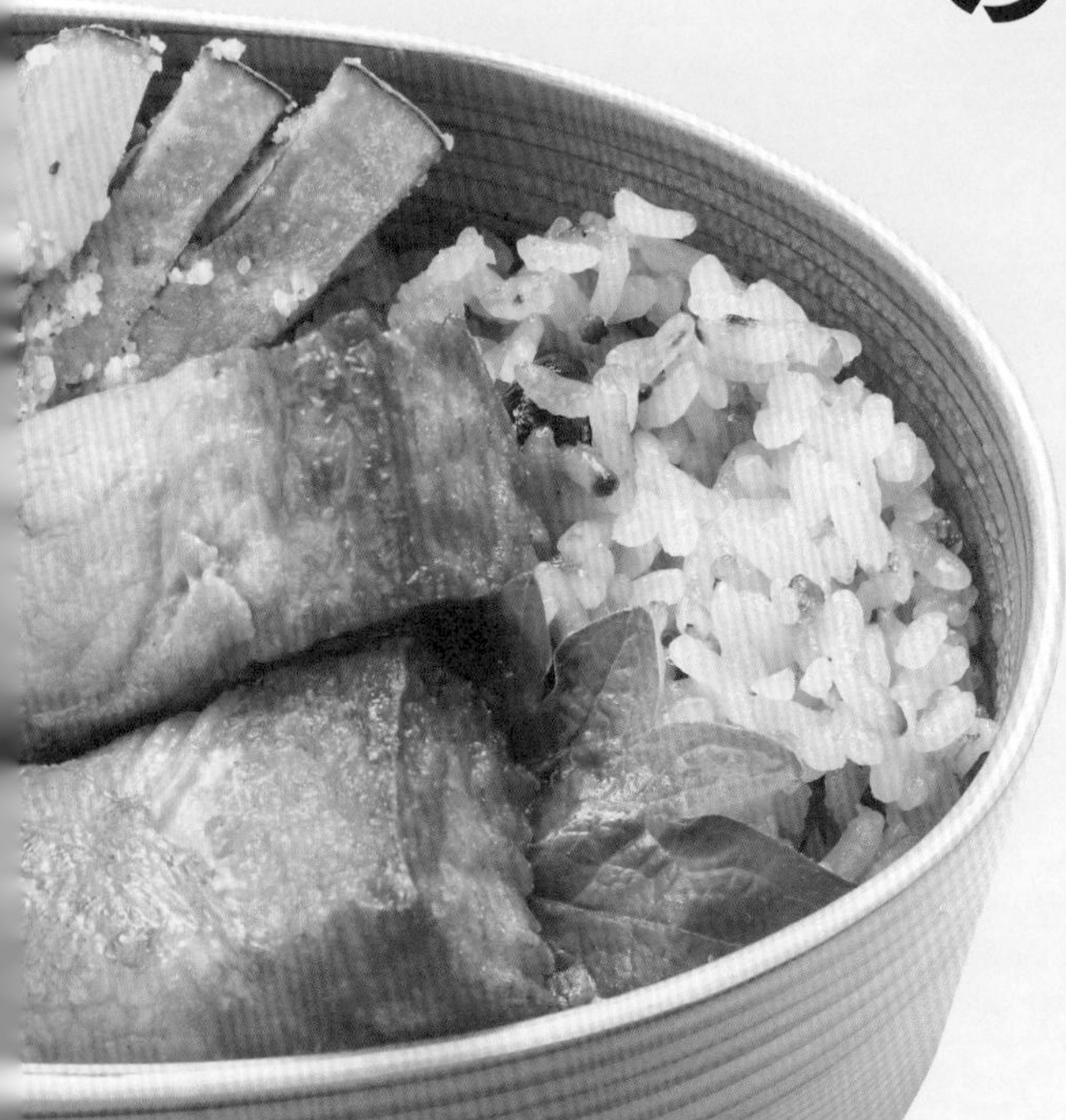

4:6

食事をする時に、主食とおかずのバランスを考えていますか？ 100人アンケートから見つけた松田式のお弁当の黄金比率は「主食：おかず＝4：6」です。糖質を摂りすぎず、栄養で満たされ、しかもやせやすいバランス！ しっかり食べた満足感があるので、ついお菓子に手が伸びるクセがなくなったという人もたくさん。

手のひら1枚

食事でもお弁当でも、たんぱく質をしっかり摂るのが松田式の基本。とはいえ難しく考える必要はなく「手のひら1枚分」を目安にするだけ！ 夜ごはんの残りを詰めてみて、量が少なく感じられたらチーズやしらす、ツナなどをちょい足しするのもアリ。基礎代謝が上がり燃焼体質になれます！

カサ増し

カット野菜をいつも冷蔵庫に入れておいたり、きのこや乾物をサッと加えたりすれば、カサが増えて食べごたえある弁当に。こういった食物繊維は血糖値の上昇を抑えてデブ予防になるし、便秘が解消したり、病気が予防できたりといいことずくめ！

満足

「まんぷく弁当」を作って食べた人が必ず言うのが「こんなに食べていいの？」の一言。お肉やお魚をガツンと食べるし、食物繊維たっぷりでよく噛むから満腹感が。糖質を抜くダイエットと違い、ご飯も食べるからツラさゼロ。美味しく楽しく食べて、大満足です。

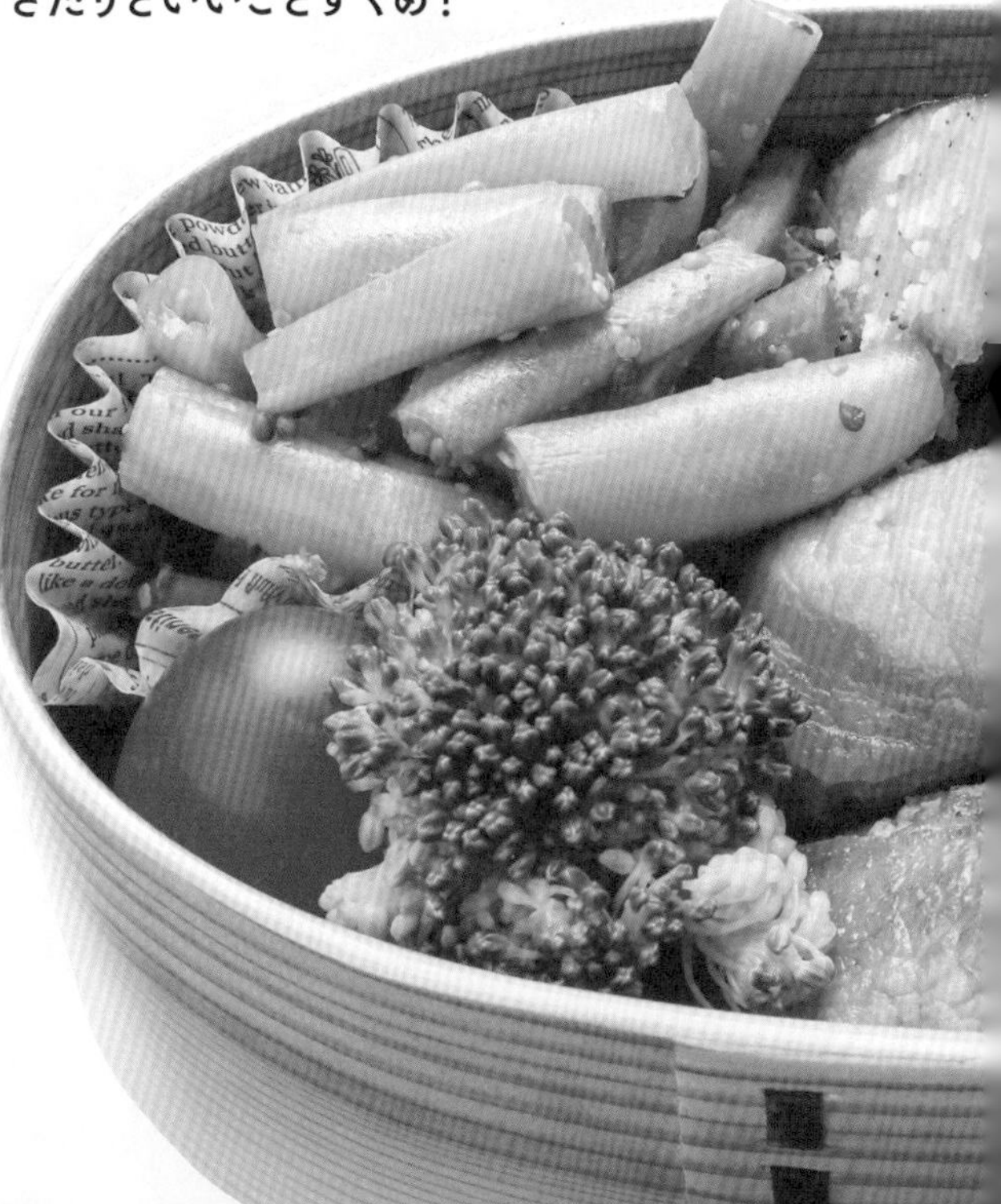

栄養満点

栄養が不足すると、体はすぐにエネルギーとなる糖質の欲求を高めます。体が必要としている栄養と脳が要求する栄養にズレが生じ、ムダカロリーを摂ってしまうことに。きちんと体に栄養を満たすことでヘルシーになるだけでなく、お菓子や糖質欲求もおさまりダイエット効果がアップ。

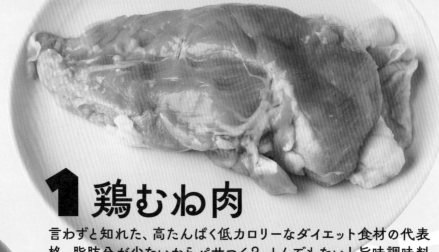

「まんぷく弁当」ヘビロテ食材BEST4

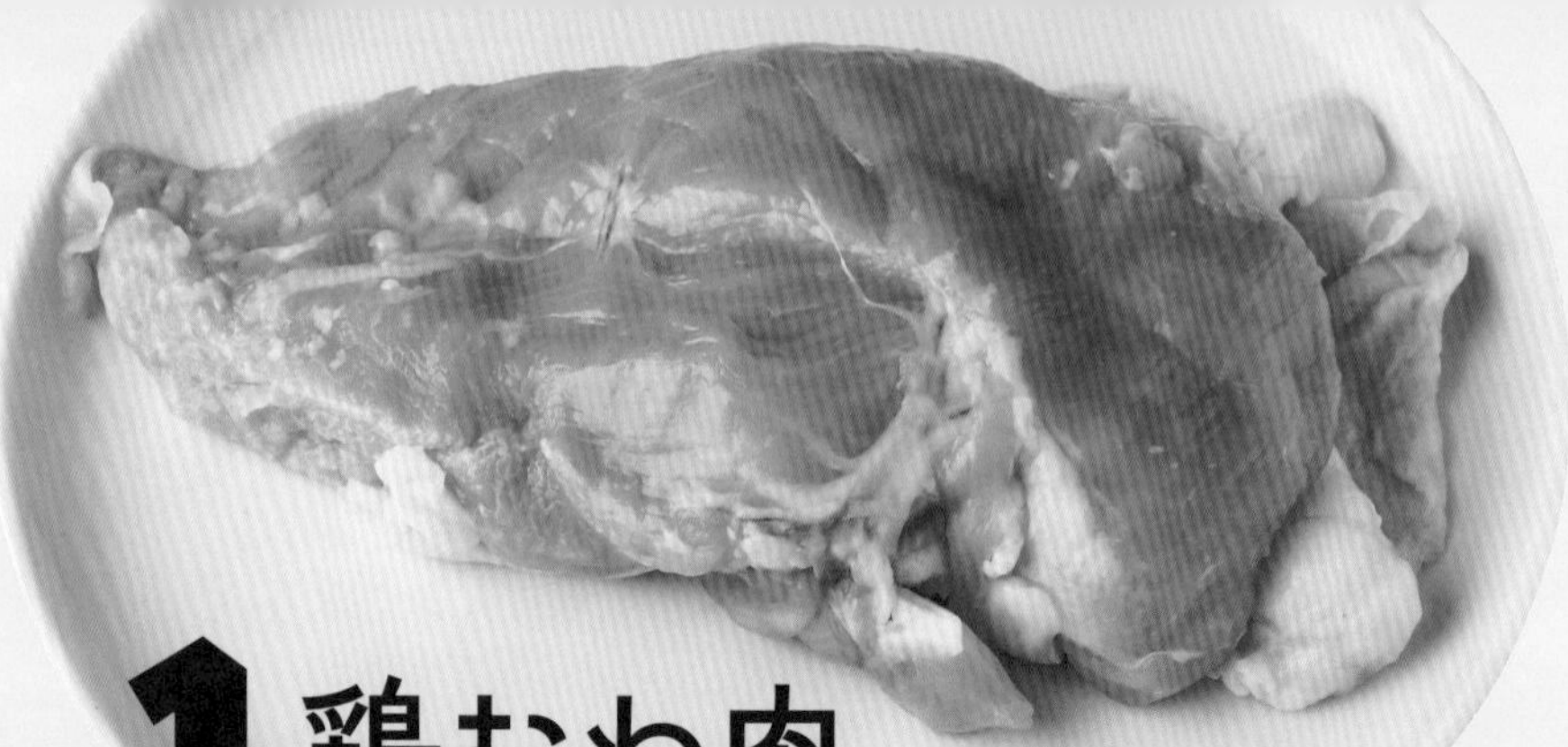

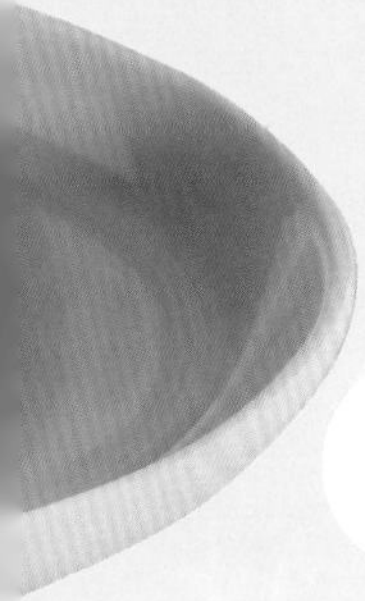

1 鶏むね肉

言わずと知れた、高たんぱく低カロリーなダイエット食材の代表格。脂肪分が少ないからパサつく？ とんでもない！ 旨味調味料やおからパウダーを加える工夫でしっとり仕上がり、腸活やたんぱく質増量になるからダイエット効果もアップ。鶏むね肉は飽き飽きという人も、まんぷく弁当レシピなら美味しすぎて大満足！

2 卵

たんぱく質の塊で糖質やビタミンやミネラルも含むため「完全栄養食」と呼ばれる卵。彩りがよく、調理が簡単なので忙しい朝でもぱっと作れ、見た目にも食欲をそそるダイエットの味方です。ゆで卵をストックしておけば、お弁当にすき間ができたら埋める時にも大活躍。お財布にも優しくダイエットが進む卵は冷蔵庫のスタメン。

3 ブロッコリー

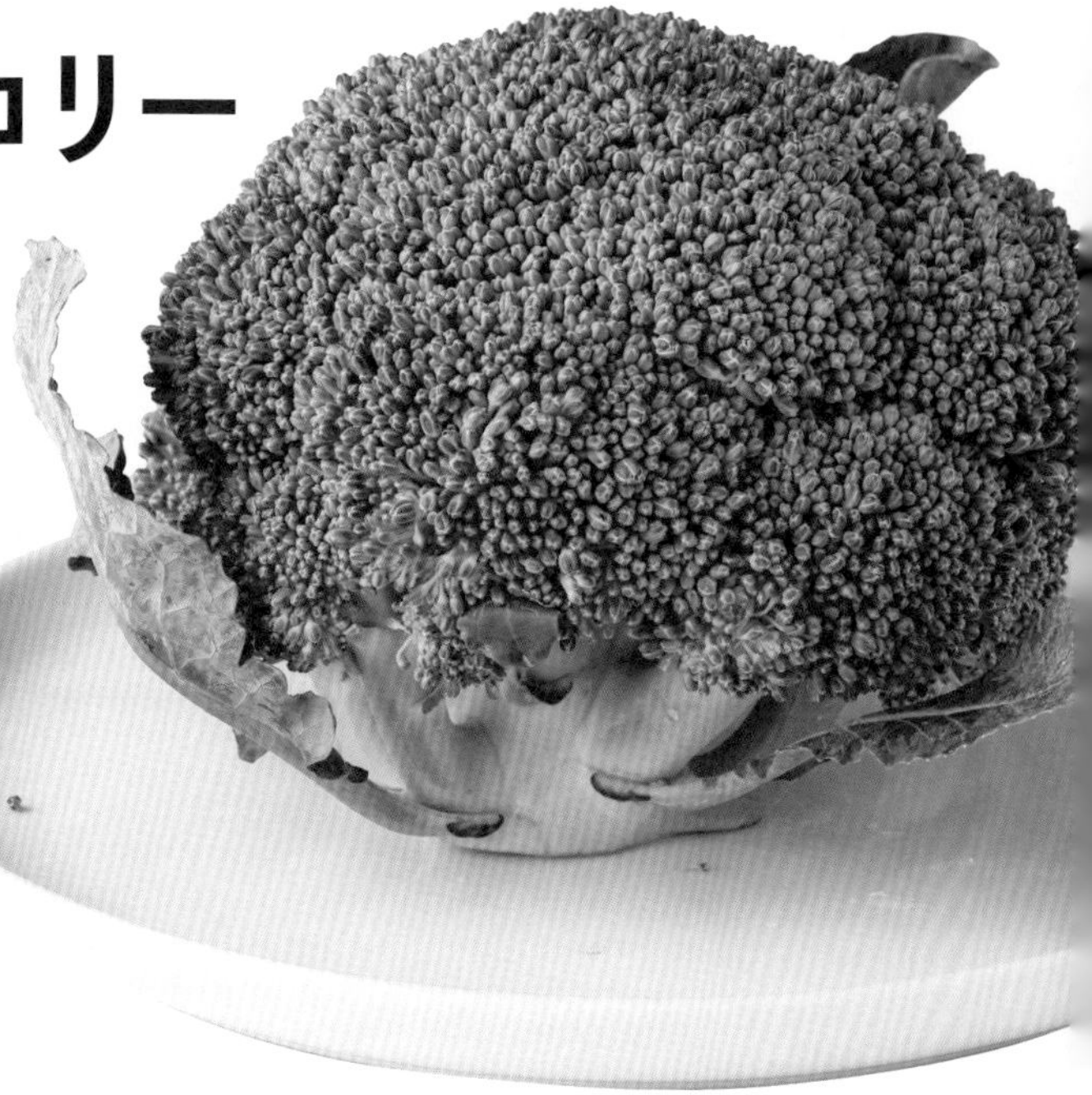

お弁当の彩りと思われがちなブロッコリーですが、ビタミン・ミネラル豊富なスーパー食材。特に、水分の排出を助けるカリウムや、便秘対策にぴったりの食物繊維、代謝アップに欠かせないビタミンB群が豊富なので、冷えやむくみに悩む人は毎日でも食べたいところ。栄養価が高い時期に収穫されている冷凍でももちろんOK。

4 魚の切り身

「魚料理って面倒」と思われがちですが、お魚料理をよく食べる人ほどやせやすい傾向が。切り身なら焼くだけで1品完成だし、シートを使えばフライパンでも作れる手軽さ。さば缶などを使えばまな板包丁なしで栄養たっぷりのダイエットメニューに。良質な脂も摂れるので、腸内環境を整えるのにも◎。

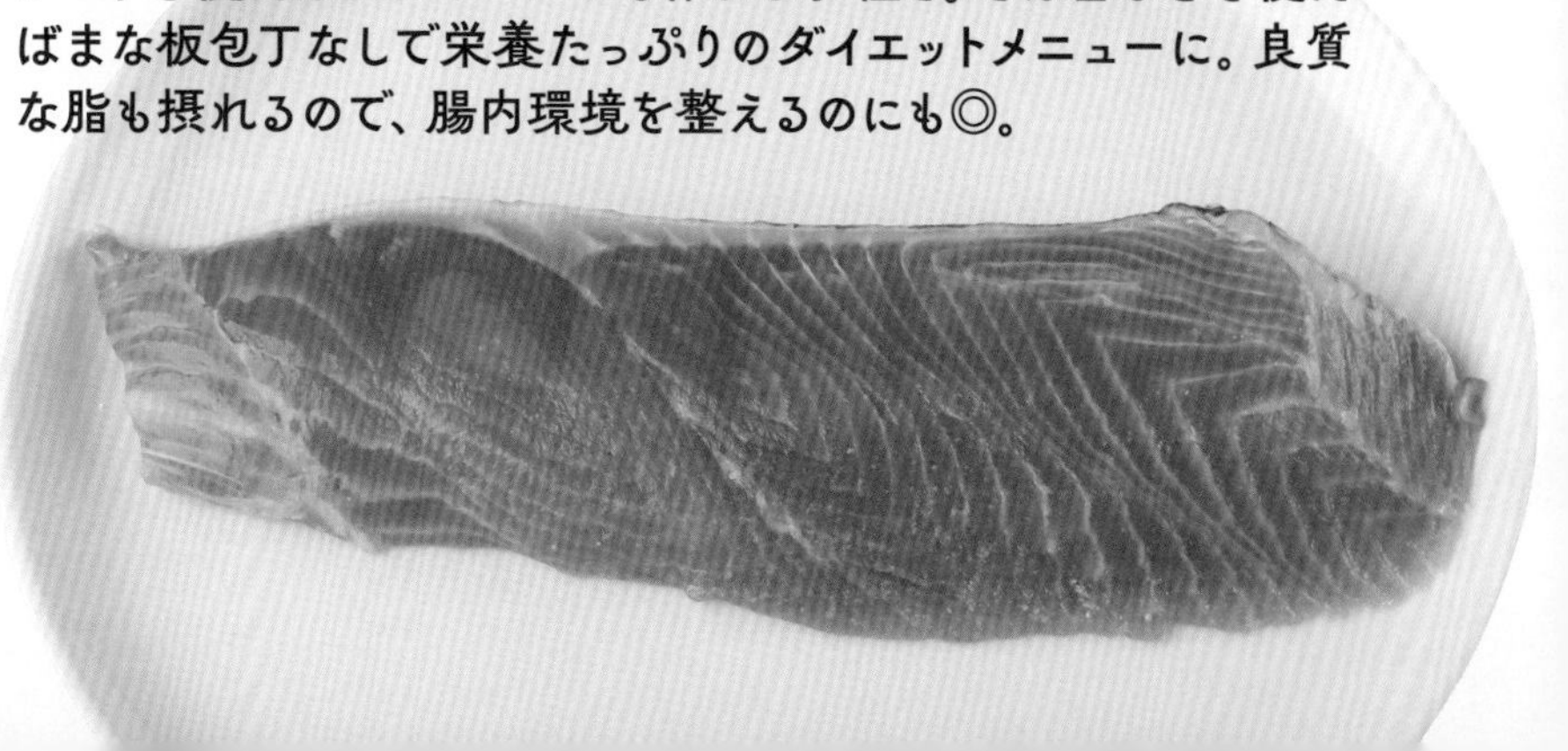

「まんぷく弁当」やせ効果アップ調味料BEST4

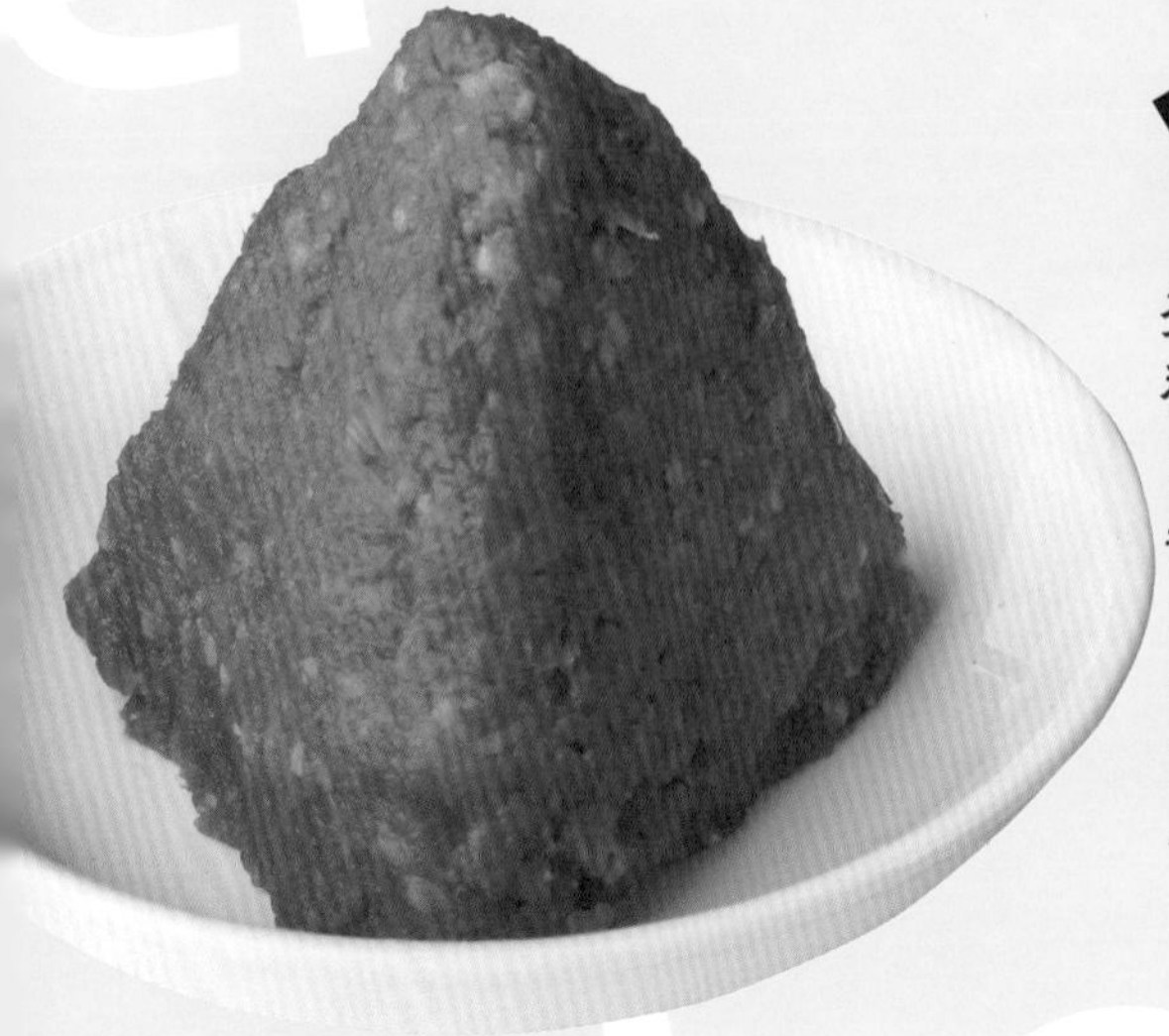

1 味噌

発酵食品は腸内環境を整え、便秘やむくみの解消を助けてくれるデトックス調味料。腸内環境が改善されれば食欲安定ホルモン・セロトニンの分泌も促されるなどいいことずくめ。味噌汁はもちろんですが、おかずの味つけに使うと食べごたえも満点に。きちんと発酵させたものを選ぶのがポイント。

Miso

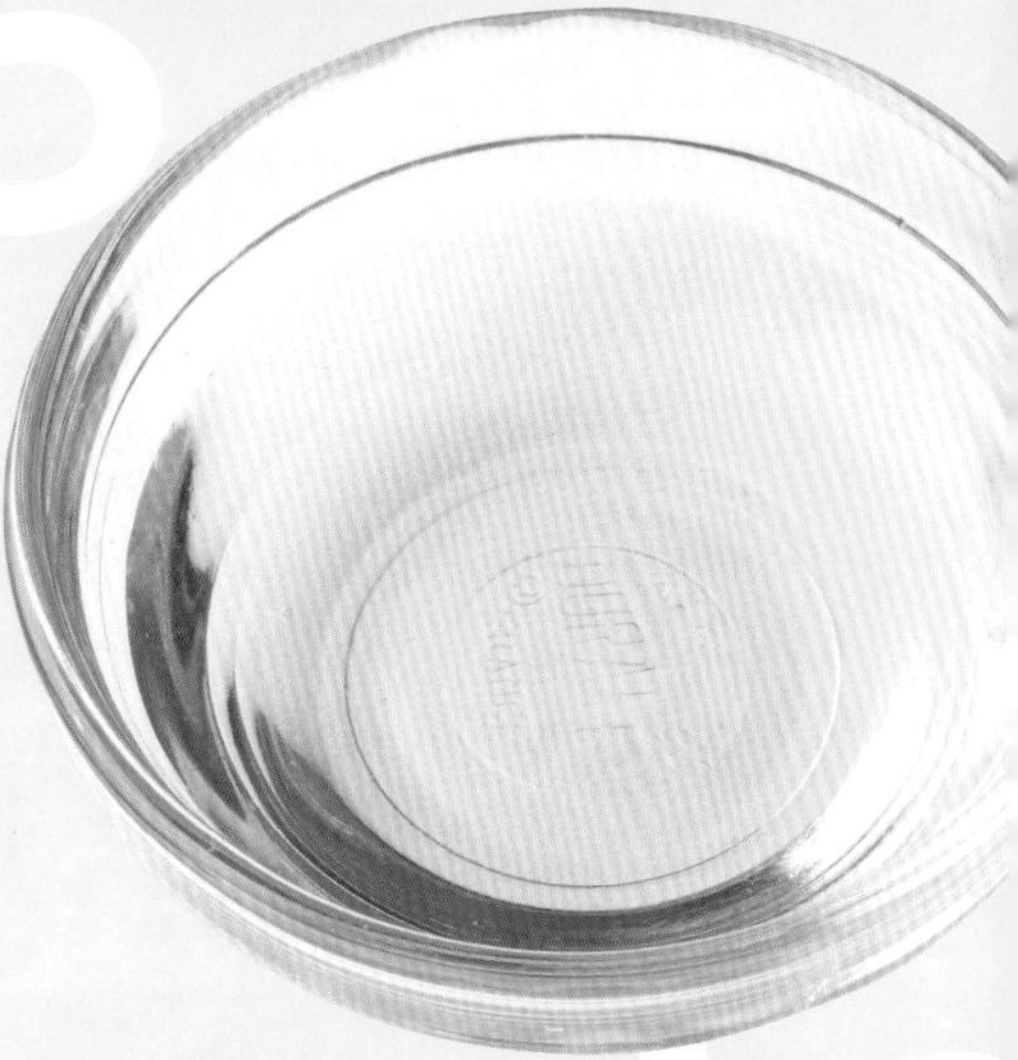

2 本みりん

血糖値を急上昇させる白砂糖と違い、血糖値をあげにくいのが本みりん。ちょっと割高になりますが、すぐお菓子を食べたくなるデブ舌の方は、ぜひゲットして。本みりんの優しい甘さを舌が覚えれば、毎日の食が激変。料理にコクや照りも加わる優秀調味料です。

Mirin

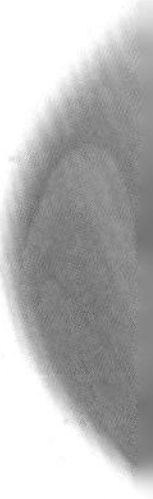

3 りんご酢

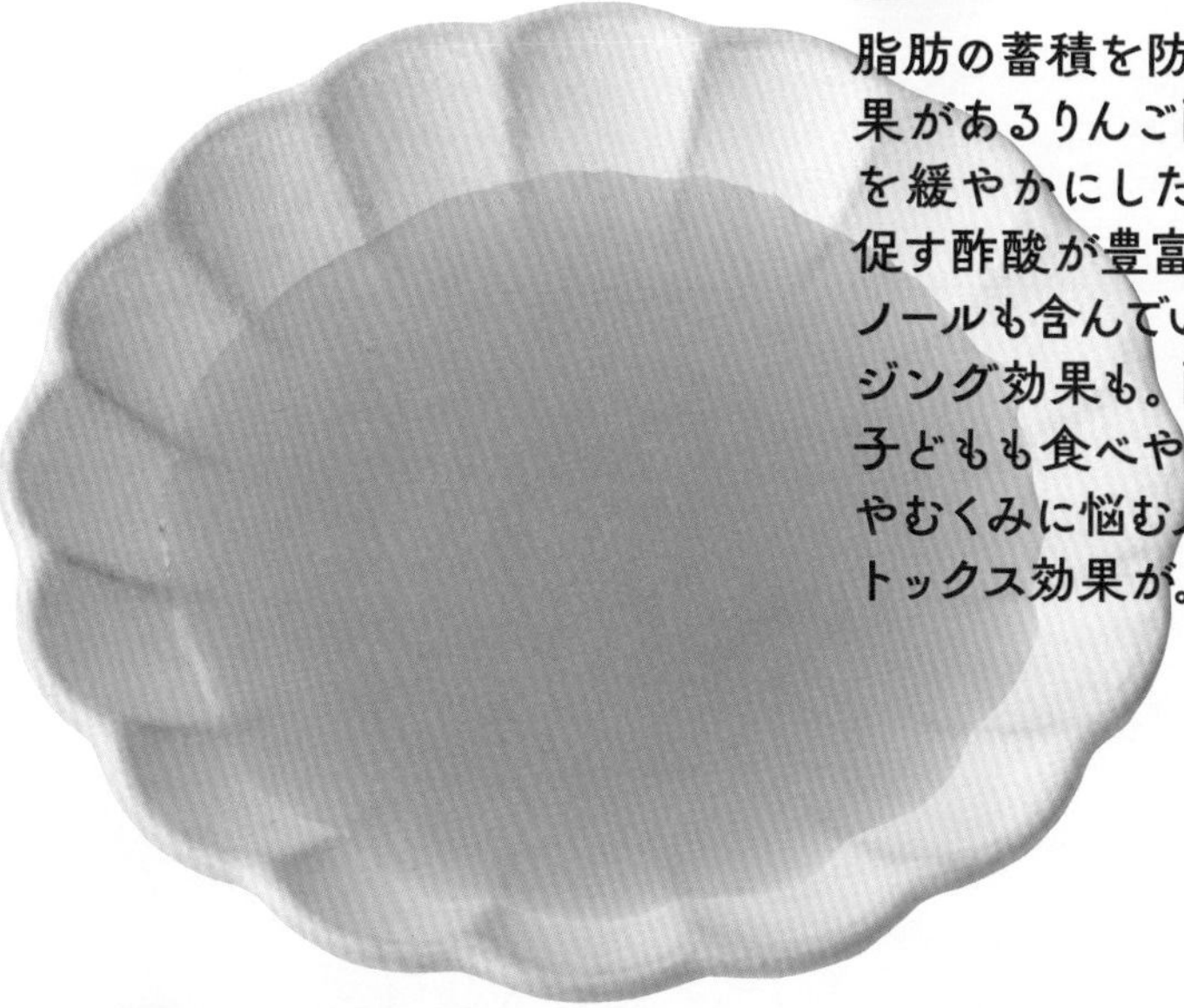

脂肪の蓄積を防ぎ、分解を促す効果があるりんご酢。血糖値の上昇を緩やかにしたり、代謝アップを促す酢酸が豊富。しかも、ポリフェノールも含んでいるからアンチエイジング効果も。酸味がまろやかで子どもも食べやすい点も◎。便秘やむくみに悩む人にもぴったりのデトックス効果が。

4 海塩

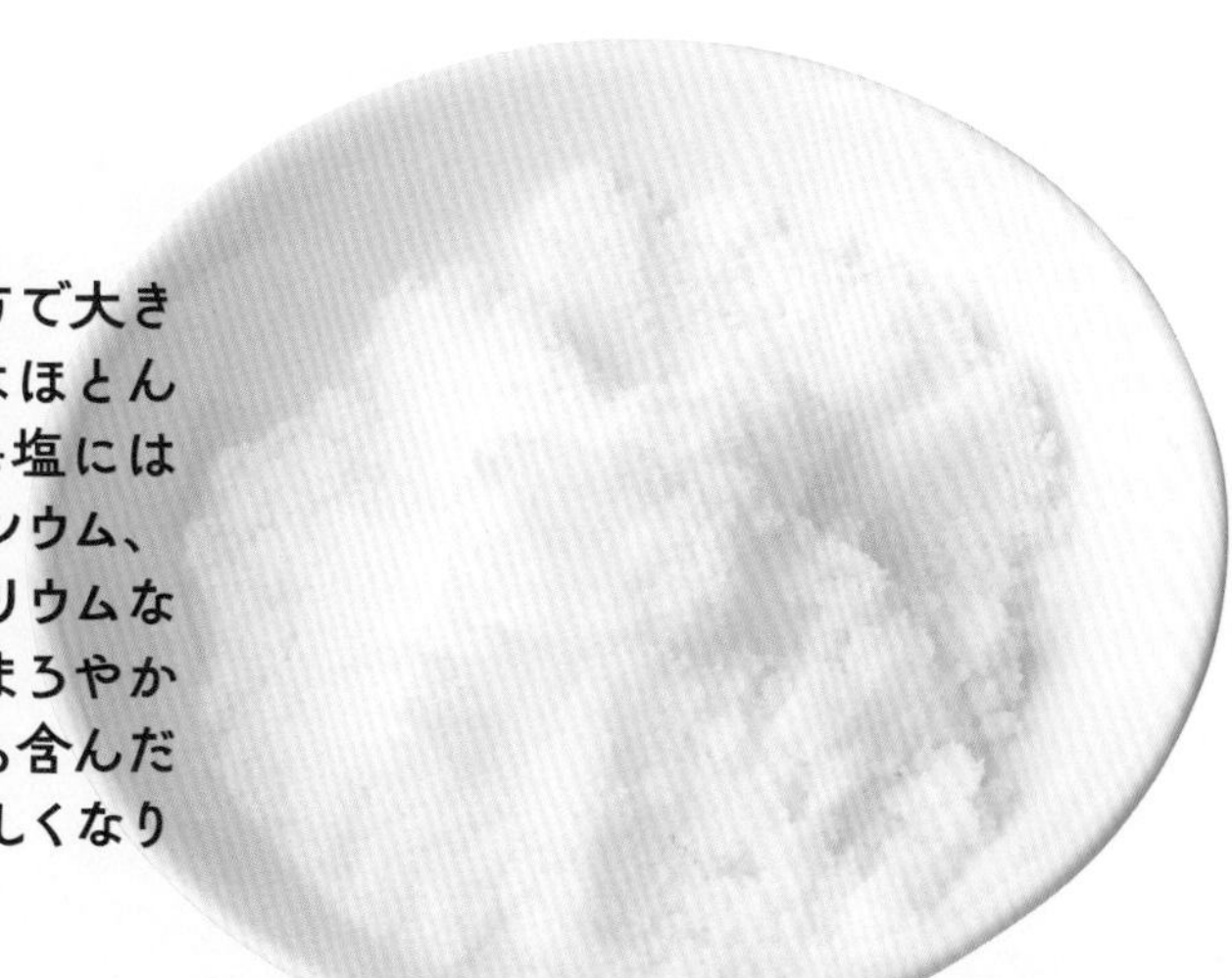

毎日必ず使う塩も、選び方で大きな違いが。精製食卓塩はほとんどがナトリウムですが、海塩には便秘改善に役立つマグネシウム、余計な水分を排出するカリウムなどさまざまなミネラルが。まろやかで、ほのかに酸味や苦味も含んだ塩はただふるだけで美味しくなりデブ舌解消に！

まんぷく弁当の自慢❶

「筋肉貯金」レシピ

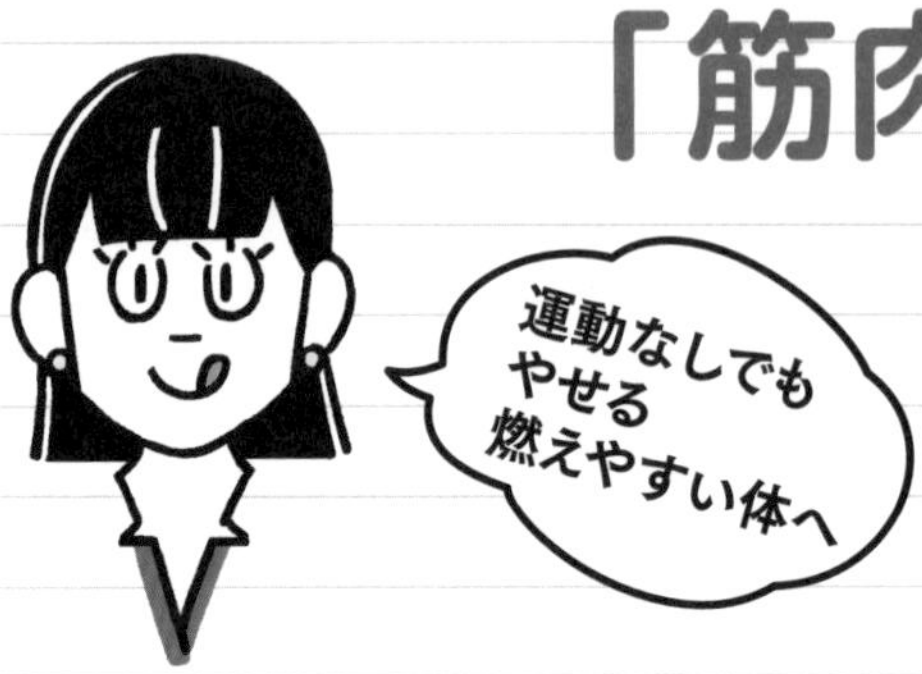

食べてやせる秘訣「たんぱく質」。1日の必要量を満たすには昼のガッツリが欠かせません！

すでにお話ししたように、基礎代謝を高めるには筋肉のモトとなるたんぱく質が絶対に必要です。脂たっぷりのお肉ではなく、低カロリー高たんぱくな鶏肉やお魚、大豆製品を使ったレシピはダイエットが進む最強食材！ 特に鶏肉やマグロ、カツオには食べたたんぱく質を分解して吸収を促すビタミンB6も豊富なのでおすすめ。飽きのこない松田家常連レシピをご紹介します。

5分で完成！ ツナと野菜のさっと炒め

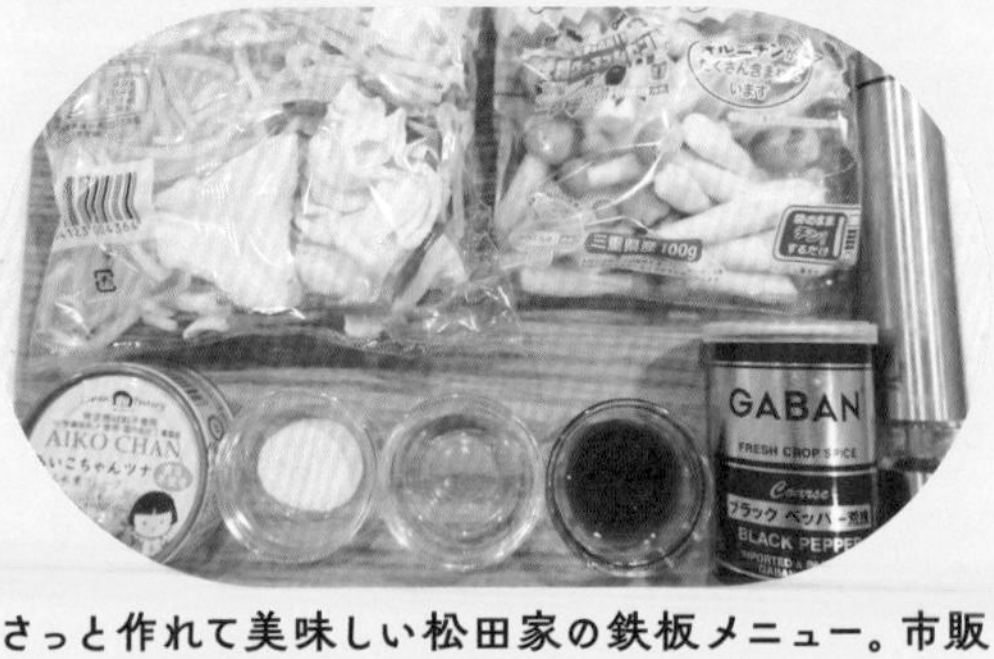

さっと作れて美味しい松田家の鉄板メニュー。市販のカット野菜やきのこであれば、5分でOK。たんぱく質たっぷりなのに1人分約100kcalの理想おかず。

▶材料（2人分）

- ●野菜炒めミックス…1袋
- ●カットしめじ…1袋
- ●ツナ水煮缶…1缶
- ●塩こしょう…少々
- ●ガーリックパウダー…適量
- ●オリーブオイル…小1

▶作り方

フライパンにオリーブオイルを入れ熱し、野菜を炒めツナ水煮缶を加え、調味料で味を調える。

鶏むね肉とナスの大葉炒め

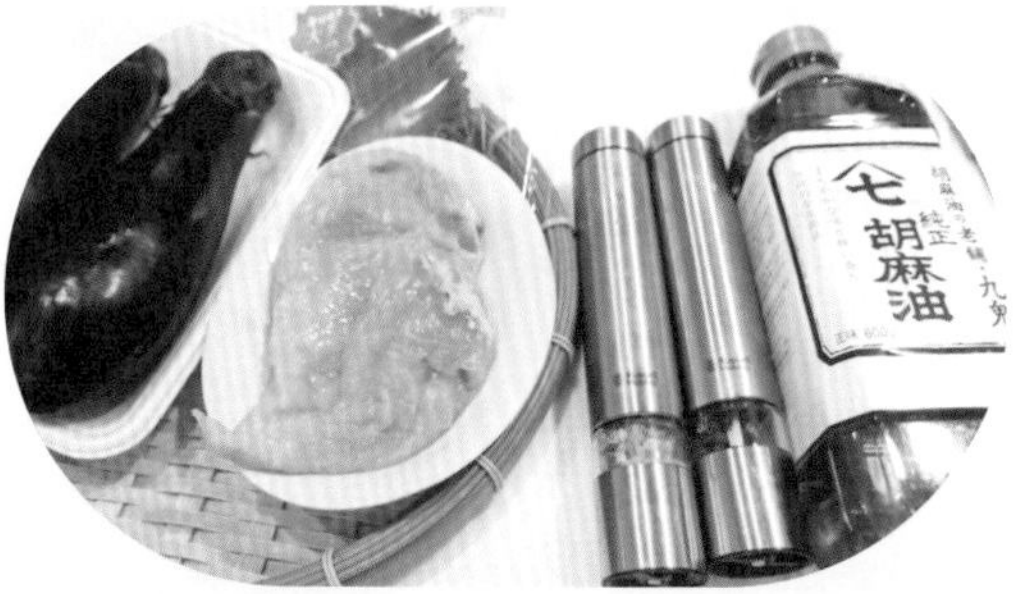

淡白な鶏むね肉が、しそとごま油の風味で食べごたえ満点な一品に。ポン酢は、血糖値を急上昇させる果糖ブドウ糖液を使っていないものを選ぶと◎。

▶**材料**（2人分）
●鶏むね肉…200g
●ナス…2本　●しそ…4枚
●塩こしょう…少々
●ポン酢…大2
●ごま油…適量

▶**作り方**
ナスは乱切り、しそは軸を落としてちぎり、鶏むね肉はそぎ切りにする。ごま油をひいたフライパンを熱し、食材と塩こしょうをを入れ5分炒める。ポン酢を回し入れて完成。

鶏むね肉と野菜のレモンわさび炒め

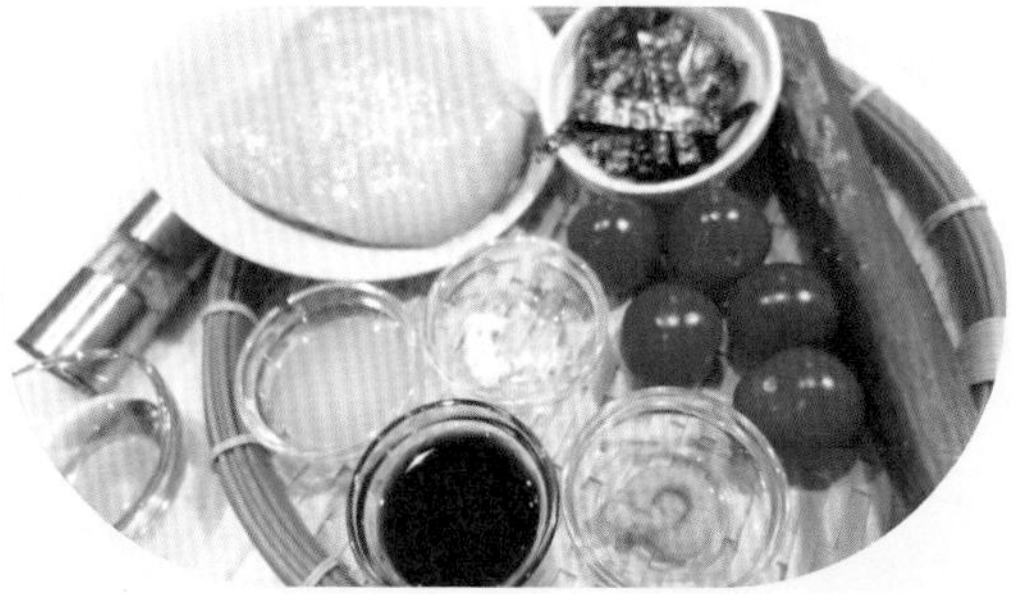

レモンの酸味とわさびの辛さがマッチして、低糖質ながら大満足。美肌効果が高く代謝もアップするトマトを入れれば、合わせる野菜は変更してOK。

▶**材料**（2人分）
●鶏むね肉…200g ●きゅうり…1本
●ミニトマト…5個 ●レモン汁…大1
●しょうゆ…大1　●わさび…小1
●塩こしょう…少々 ●ごま油…大1
●刻みのり…適量

▶**作り方**
きゅうりは乱切り、トマトは半分、鶏肉は一口大に。中火で熱したフライパンにごま油をひき、材料を3分ほど炒め、調味料を加えてひと煮立ちさせる。のりをかけて完成。

鶏むね肉ときのこのガーリックソテー

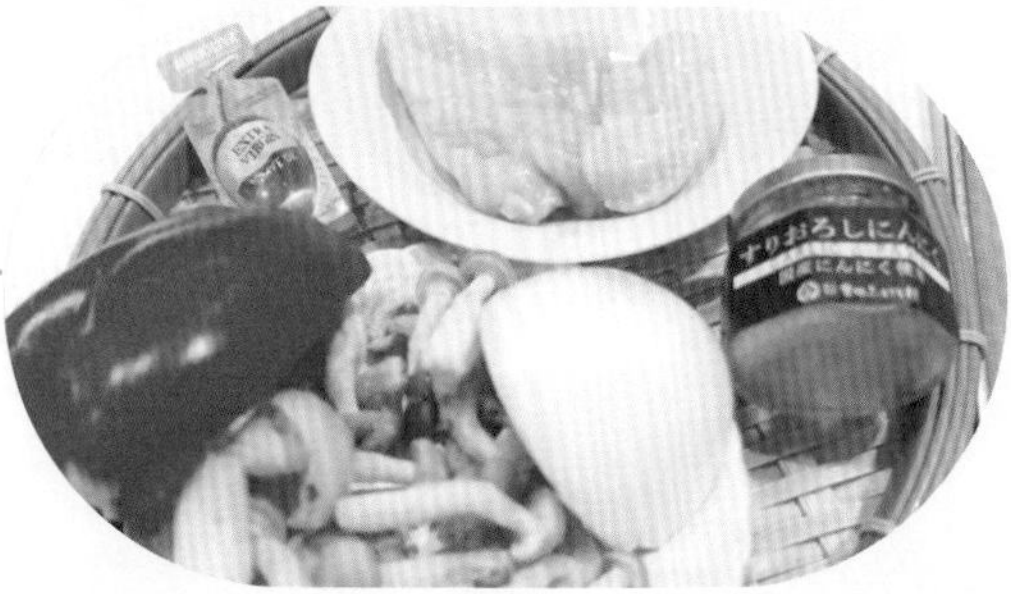

チーズやバジル、カレー粉などで味変すると飽きのこないメニューに。YouTubeでも人気メニュー。

▶**材料**（2人分）
●鶏むね肉…200g
●パプリカ…1個　●舞茸…½株
●玉ねぎ…½個　●塩こしょう…少々
●にんにくチューブ…2cm
●オリーブオイル…適量

▶**作り方**
鶏むね肉はそぎ切りにしてにんにくと塩こしょうで下味。パプリカ、玉ねぎ、舞茸を一口大に。耐熱容器に入れ、塩こしょうとオリーブオイルをかけてレンジで3分半加熱する。

「代謝爆上げ」レシピ

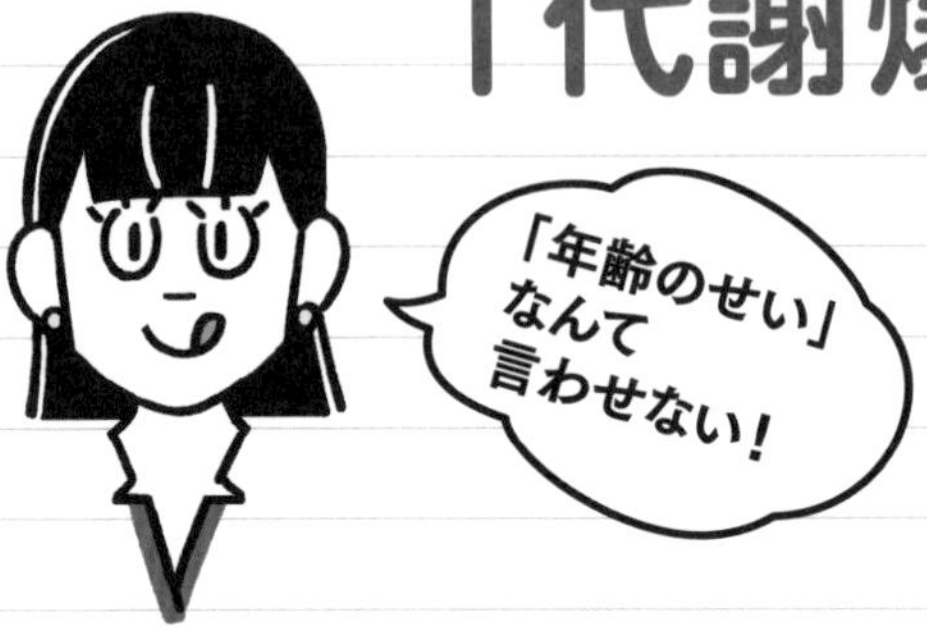

ダイエットの頼もしいヘルパー、ビタミンB群を「ちょい足し」。代謝のエンジンをかけてやせ体質に

お昼にガッツリ摂取がおすすめなたんぱく質ですが、きちんと代謝するためにはビタミンB群が不可欠。しかもビタミンB群は水に溶けやすく尿で排出されてしまうので、毎食ちょこちょこ摂るのがベストです。鶏むね肉やバナナ、トマト、ブロッコリー、乳製品や青魚（さばやサンマの缶でOK）、ごまは特におすすめ。アルコールはビタミンB群を消費するので注意！

ヤンニョムチキン

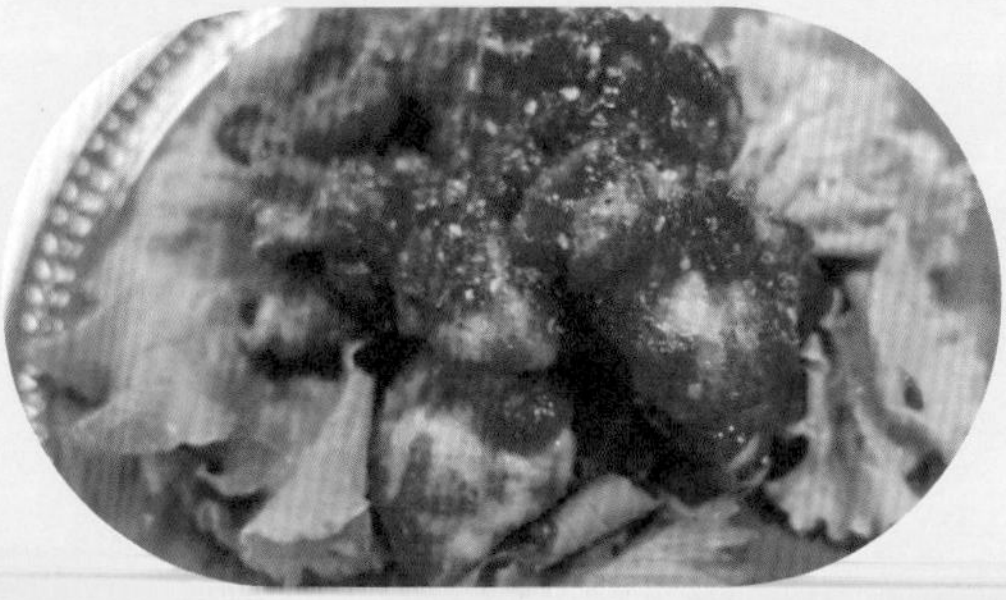

ビタミンB6が豊富な鶏むね肉。こってりした味つけなので、お弁当のメインにぴったり。冷凍庫で1か月ほど保存可能なので作り置きおかずとしても最適。

▶材料（2人分）

- 鶏むね肉…1枚
- おからパウダー…少々
- ごま油…小1
- いりごま…少々
- 塩こしょう…少々
- コチュジャン…大1
- しょうゆ、みりん…各大½
- はちみつ、おろしにんにく…各小½

▶作り方

鶏むね肉を一口大に切り、塩こしょうをふっておからパウダーをまぶす。ごま油をひいて熱したフライパンに鶏むね肉を入れ中弱火で8分加熱。調味料であえる。

アボカドのナムル

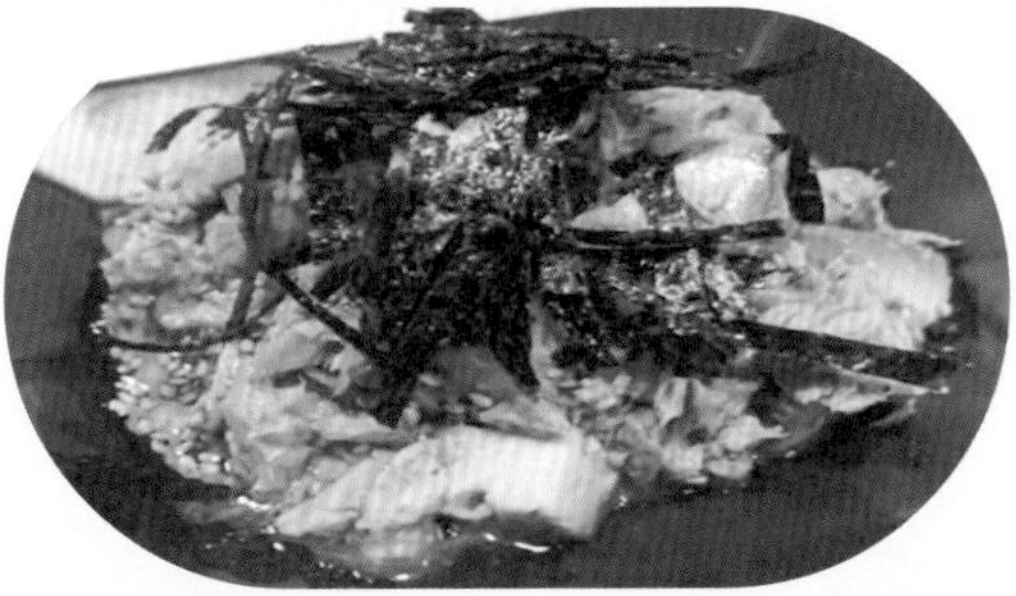

水溶性食物繊維が豊富で、便秘やむくみの解消に役立ってくれるアボカド。ビタミンB1・B2・B6の多さはトップクラスなので代謝アップの味方に。

▶**材料**（2人分）

●アボカド…1個
●ツナ水煮缶…½缶
●ごま油…大2
●無添加中華だし…小2
●塩こしょう…少々
●白ごま…大1 ●刻みのり…適量

▶**作り方**

調味料を合わせる。1cm角に切ったアボカドとツナ缶を加えて混ぜ、のりをのせて完成。

たらの塩昆布炒め

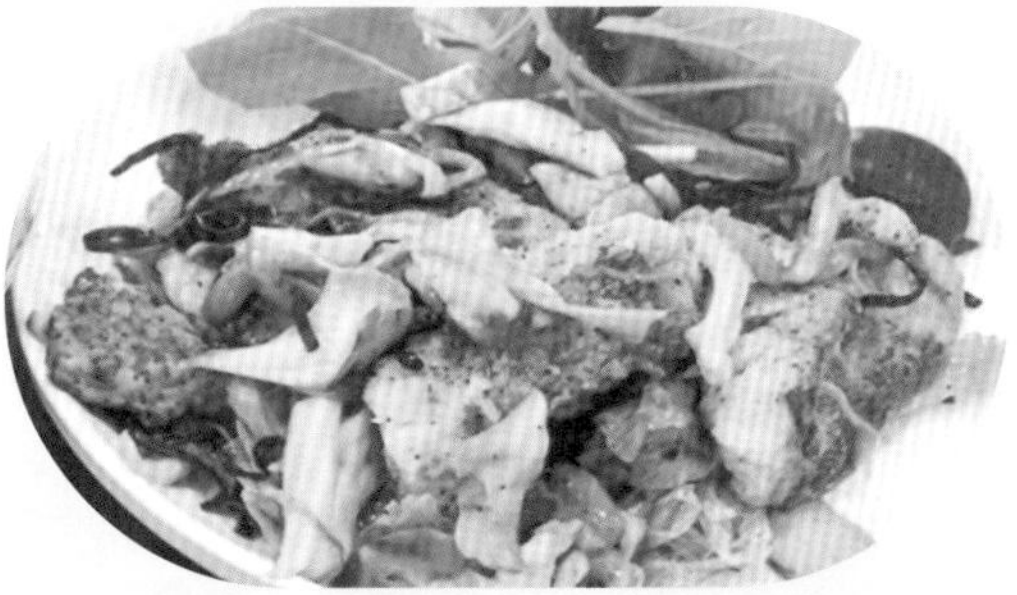

おからパウダーでヘルシーに。たんぱく質もプラスされて、栄養もバッチリ！

▶**材料**（2人分）

●たら…2切れ ●長ねぎ…½本
●舞茸…1パック ●塩こしょう…少々
●おからパウダー…適量
●バター…20g ●酒…大1
●塩昆布…20g

▶**作り方**

たらは1口大に切り、塩こしょうをふっておからパウダーをまぶす。長ねぎは細切りにし、舞茸をほぐす。フライパンにバターを入れて中火でたらを焼き、長ねぎと舞茸、酒と塩昆布を加えて炒めあわせる。

鮭と野菜のマヨ炒め

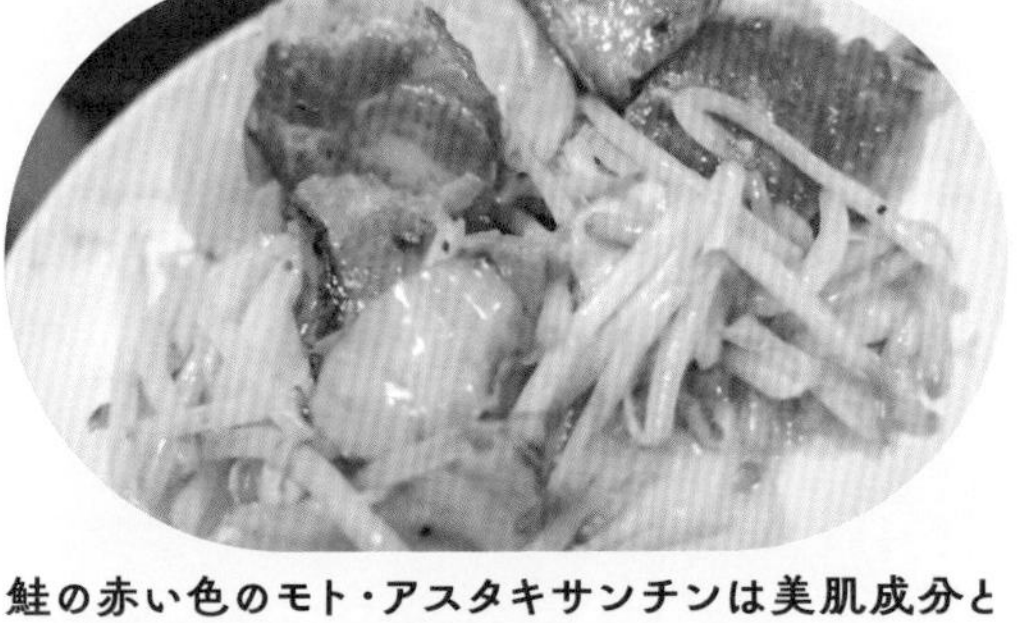

鮭の赤い色のモト・アスタキサンチンは美肌成分として有名ですが、脂肪を燃焼させる働きも。ビタミンB1やB12も多く、週1で摂りたい食材！

▶**材料**（2人分）

●塩鮭…2切れ ●もやし…1/2袋
●キャベツ…2枚
●オリーブオイル…適量
●マヨネーズ…大2
●しょうゆ…大1 ●こしょう…少々

▶**作り方**

塩鮭は一口大に、キャベツは大きめに切る。フライパンにオリーブオイルを熱し鮭を両面焼いて取り出しキャベツともやしを炒め鮭を戻し入れ調味料で味を調えて炒め合わせる。

まんぷく弁当の知恵❶

「汁物マジック」レシピ

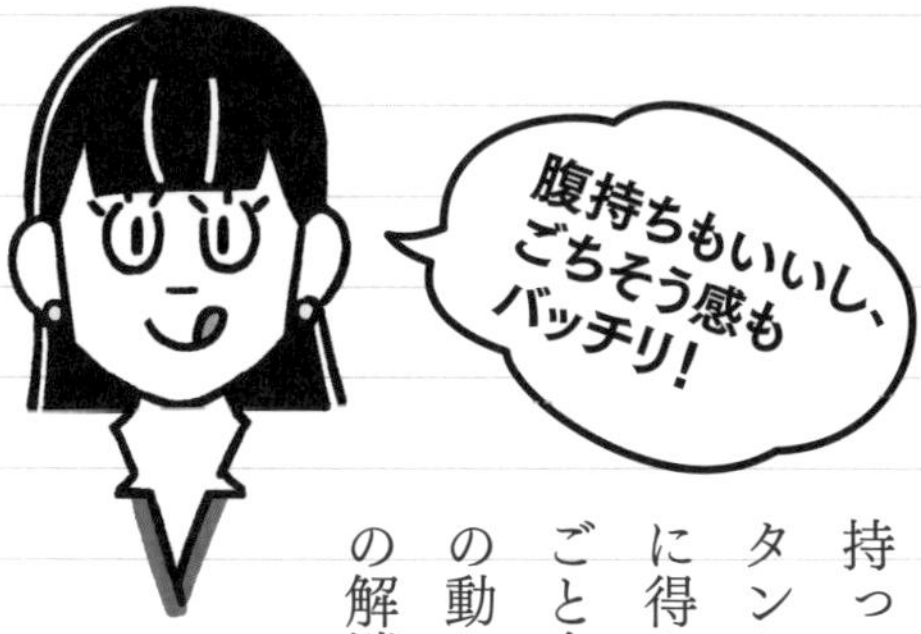

食事の満足感がアップ！血糖値の急上昇も防げて内からぽかぽか

「まんぷく弁当」は栄養バランスも満足感もバッチリですが、中には「温かいものが欲しい」という方も。そんな時におすすめなのが汁物！私はよくスープジャーを仕事先に持っていきますし、会社にはインスタント味噌汁も常備。満腹感が簡単に得られるし、水溶性の栄養素も汁ごと余さず摂れるし、温活効果で腸の動きが良くなったり便秘やむくみの解消にもつながったりします。

究極デトックス！　なめことわかめの味噌汁

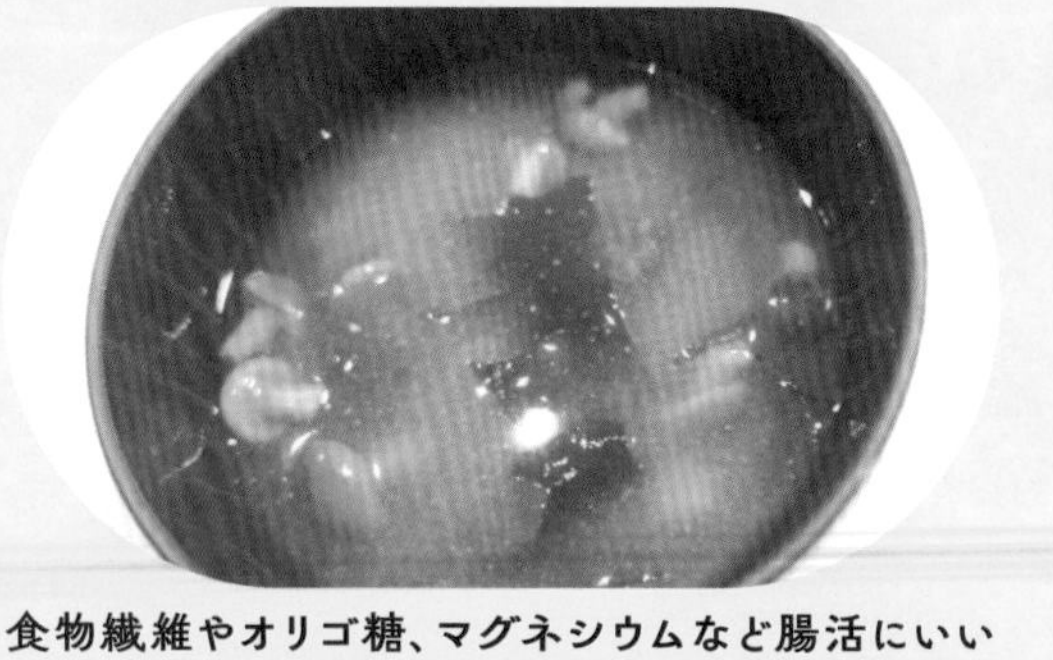

▶材料（2人分）

- なめこ…1パック
- 乾燥わかめ…少々
- 味噌…適量

▶作り方

なめこと乾燥わかめ、味噌をお椀に入れてお湯を注ぐ。

食物繊維やオリゴ糖、マグネシウムなど腸活にいい成分ぎっしりの味噌。ぬるぬるしたなめこやわかめには善玉菌を増やす効果もあり、便秘におすすめ。

卵とキャベツの味噌汁

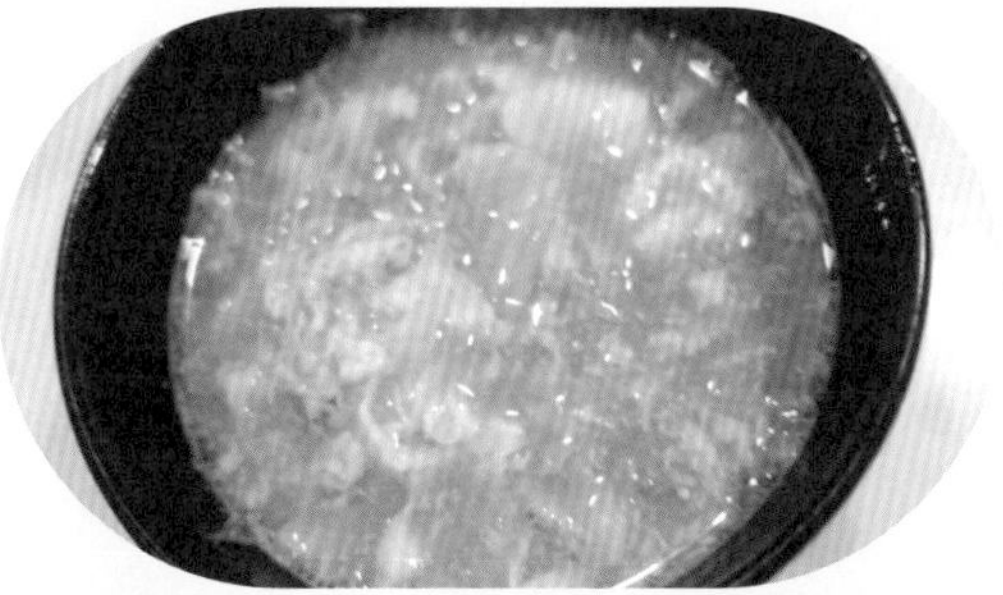

▶**材料**（2人分）

●キャベツ…100g

●卵…1個

●味噌…適量

▶**作り方**

お鍋でちぎったキャベツをゆで、煮立ったら卵を加えて混ぜ、味噌を加える。

食物繊維が豊富でしっかり噛むので満腹感がアップする味噌汁。割り入れるだけでOKな卵も入ることで満足感があり、たんぱく質も摂れてダイエットに最適。

ほうれん草としいたけの味噌汁

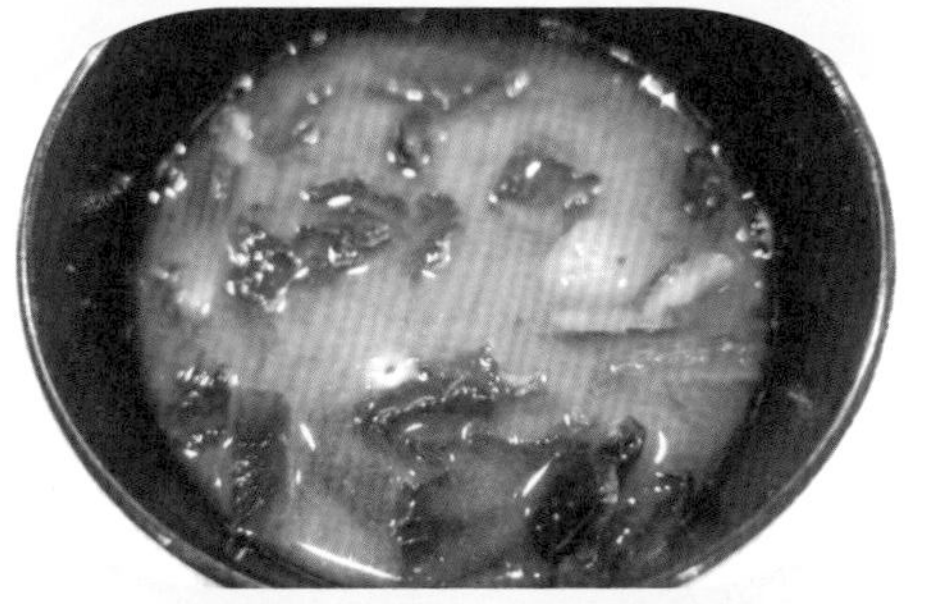

▶**材料**（2人分）

●冷凍ほうれん草…50g

●スライス干ししいたけ…ひとつまみ

●味噌…適量

▶**作り方**

お椀に冷凍ほうれん草と干ししいたけ、味噌を入れ、お湯を注いで混ぜる。

不足しがちな緑黄色野菜ときのこを簡単にとれる、味噌汁のいいところが凝縮した汁物。冷凍ほうれん草とカットされた干ししいたけを使えば道具不要で完成。

ありったけ野菜の脂肪燃焼スープ

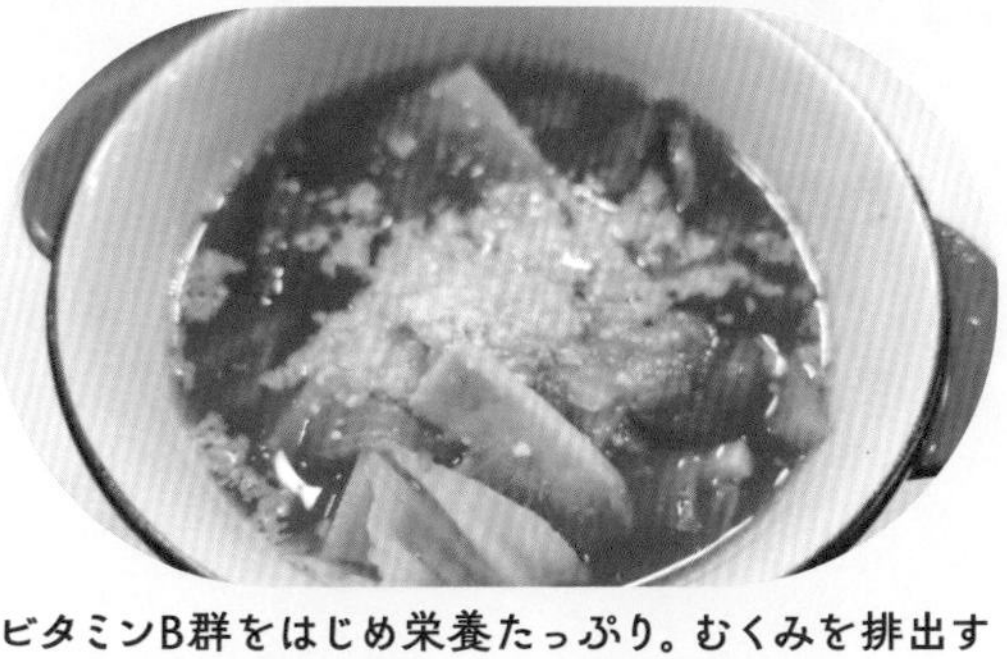

▶**材料**（作りやすい分量）

●好きな野菜…お好みで

●トマト缶…1缶

●洋風だし…適量

●水…1L

▶**作り方**

好きな野菜をきざみ、トマト缶と洋風だし、水でコトコト。写真ではにんじん、ピーマン、玉ねぎ、ブロッコリー、キャベツ、きのこを使用。

ビタミンB群をはじめ栄養たっぷり。むくみを排出するカリウムや食物繊維、オリゴ糖が摂れて快調に。さば缶や卵などを入れれば簡単おかずにも。

まんぷく弁当の知恵❷

「オートミールおにぎり」レシピ

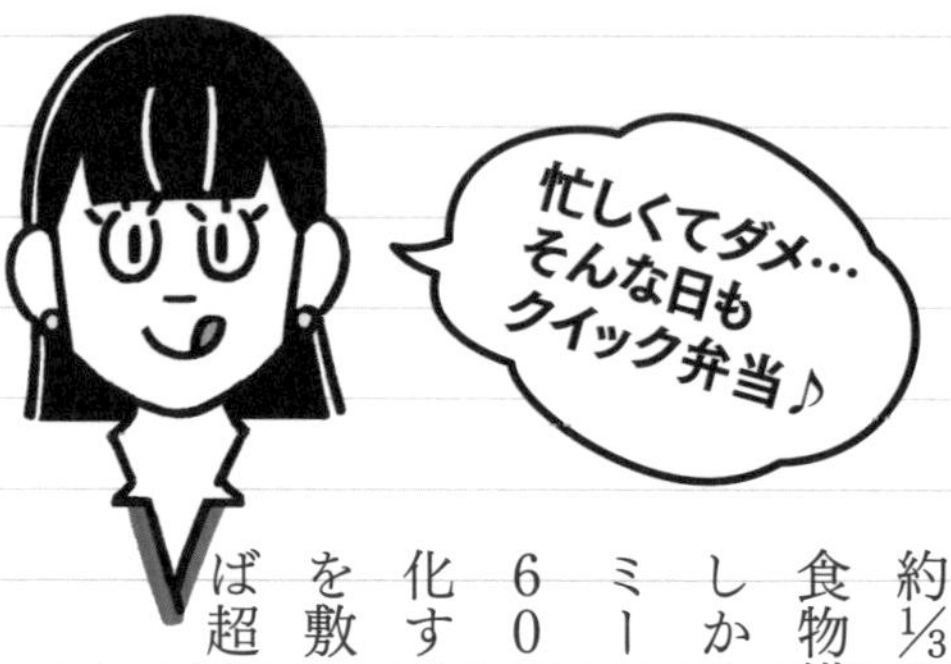

簡単に作れて美味しい！冷凍OKなオートミールで腹持ち抜群のおにぎりに

時間がない！料理をする元気がない！という時にはオートミールおにぎりを。お米と比べて糖質量は約1/3なのに、たんぱく質は倍以上、食物繊維量は約20倍という優秀食材。しかも、1人分だと、30gのオートミールに50mlの水分を加え、レンジ600wで1分半加熱するだけで米化する簡単さ。深めのお皿にラップを敷いて米化し、具材を加えて握れば超クイックランチの完成！

鮭と白ごまのおにぎり

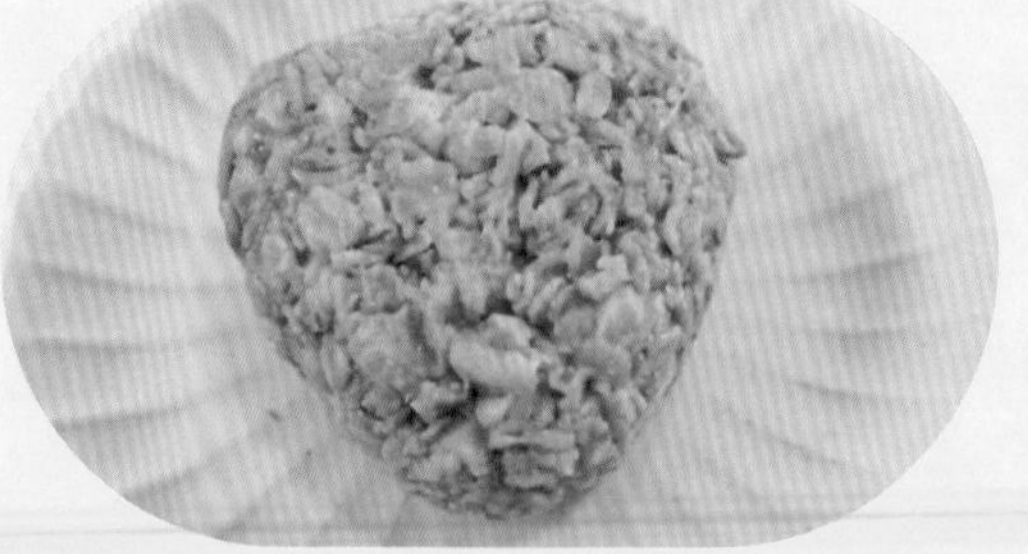

鮭のたんぱく質やビタミンB群、白ごまのセサミンが摂れる極上おにぎり。鮭フレークは質の悪い油もあるので、焼いて冷凍保存した塩鮭を使うのがベスト。

▶材料（2人分）

- 米化オートミール…160g
- ほぐした塩鮭…20g
- 白ごま…小1
- しそ、チーズ…適量

▶作り方

米化したオートミールにほぐした塩鮭と白ごまを加えて混ぜるだけ。好みでしそやチーズを加えても美味。

韓国風ツナチーズおにぎり

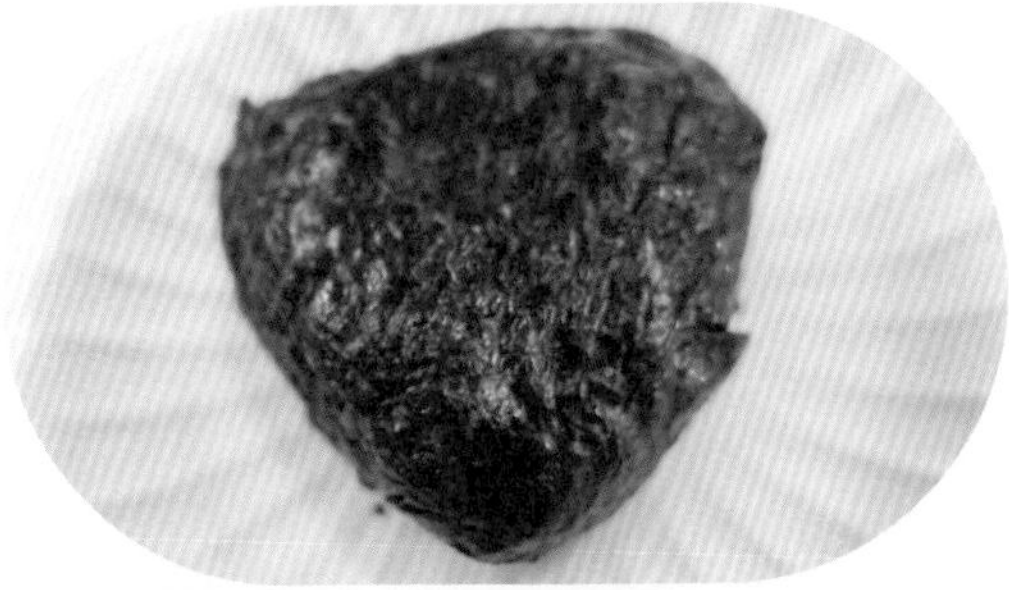

デトックス効果のあるキムチとたんぱく質たっぷりのチーズを組み合わせて腹持ち抜群に。食物繊維やビタミン・ミネラルも摂れて効率的。

▶材料（2人分）

●米化オートミール…160g

●ツナの水煮缶…⅓缶

●ベビーチーズ…½個

●キムチ…適量

●のり…適量

▶作り方

チーズとキムチを細かく切る。ツナの水気を切る。材料をすべて混ぜて握り、のりで包めば完成。

しらすと大葉の健康おにぎり

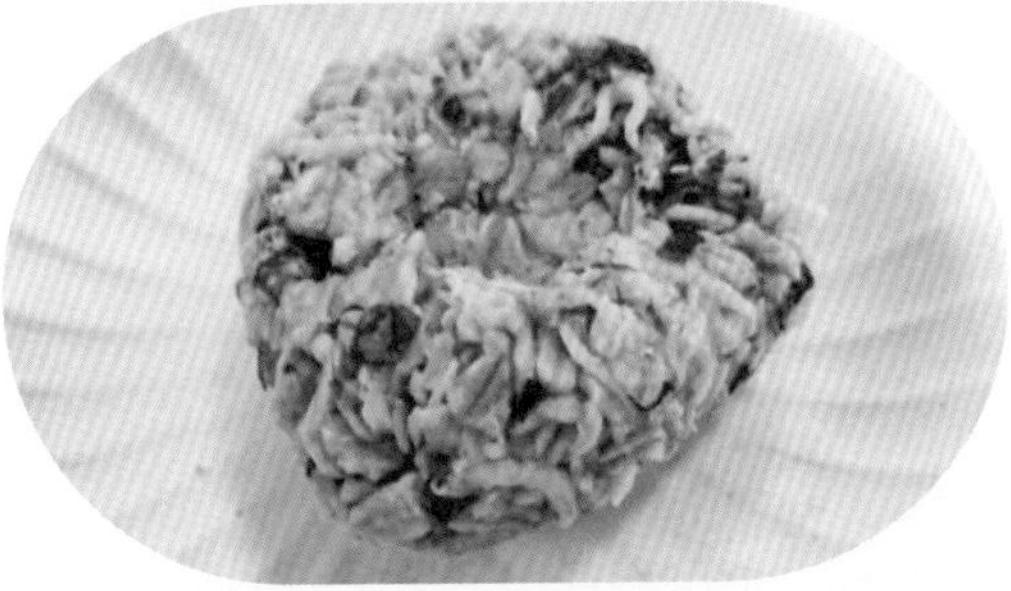

カルシウムも、その吸収を高めるビタミンDも豊富なしらすと、代謝が上がるしそを使ったお手軽おにぎり。骨粗鬆症のリスクが高まる更年期以降の女性におすすめ。

▶材料（2人分）

●米化オートミール…160g

●しらす…10g

●刻んだしそ…1枚

▶作り方

材料をすべて混ぜて握るだけ。かつお節やいりごまを混ぜると風味が増して満足感アップ。

枝豆と塩昆布のおにぎり

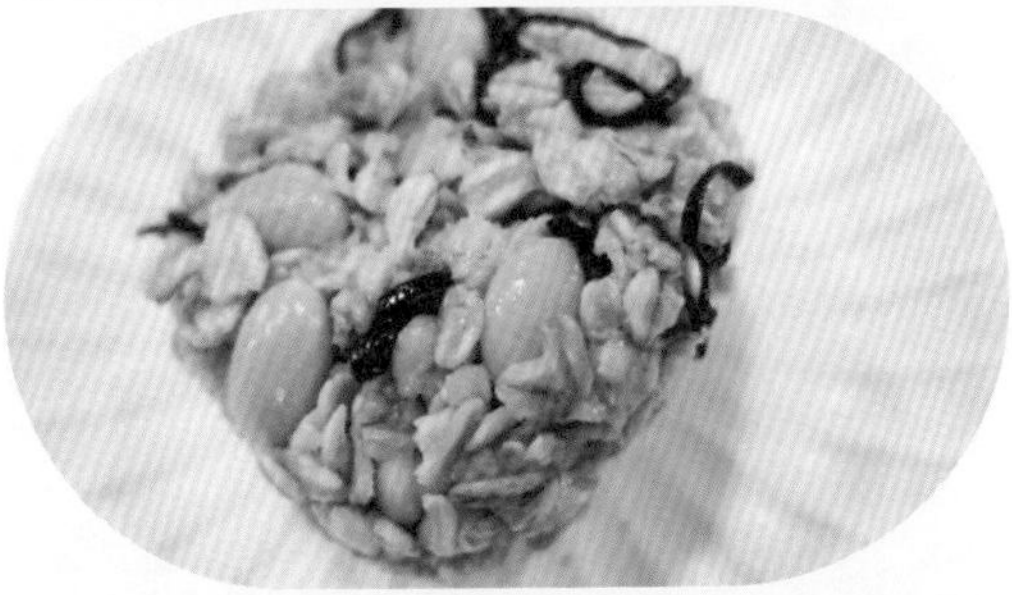

高たんぱく低カロリー低糖質の枝豆を使ったおにぎり。冷凍枝豆を前日夜に冷蔵庫にうつして解凍すれば、調理する手間もなく混ぜるだけの簡単で美味な一品に。

▶材料（2人分）

●米化オートミール…160g

●枝豆…10さや程度（豆を取り出しておく）

●塩昆布…大1

▶作り方

材料をすべて混ぜて握る。塩昆布の旨味と枝豆の食感で、満足度が高いおにぎりに。

column3

妊活も産後ダイエットも「瞬食ダイエット」にお任せ！

よく生徒さんから「妊活中にダイエットをしてもいいのですか？」といったご相談もよくいただきますが、大丈夫！　無事に２人の子どもを授かることができ、その後、妊娠前の体重に戻すことができた私が保証します。妊活や出産とダイエットの両立は、決して難しいことではありません。

特に「瞬食ダイエット」では妊婦さんに大切な葉酸やビタミンB6、ビタミンB12を毎日自然に摂取できます。私は小柄なので41kgがベスト体重なのですが、時として「やせすぎでは？」と聞かれることもあります。でも体調も整ってPMSや生理痛もなくなり、２人目を欲しいなと思った時にするっと妊娠できたのも、日頃の「瞬食ダイエット」のおかげと身をもって実感しました。

また、私のところには妊娠中や産後の体調管理のために受講する生徒さんもたくさんいらっしゃいます。私自身はつわりがひどくて食べられない時は体重のことなんて考えられず、なんとかカップうどんを食べて命をつないでいましたが（笑）、つわりがおさまってからはいつもの食事に戻しました。出産までに９kg増えたのですが、産後はいつもと同じ「瞬食」を続けていたら20日でもとの体重に戻りました。

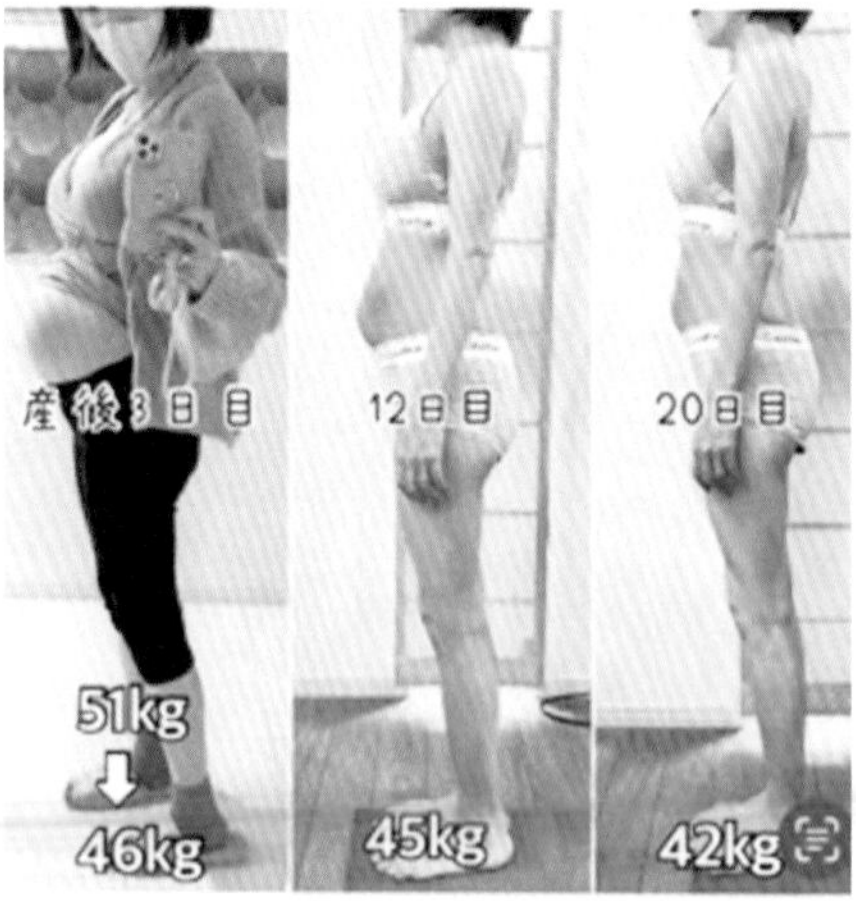

Part 4

ロジカルにわかる「まんぷく弁当」理論編

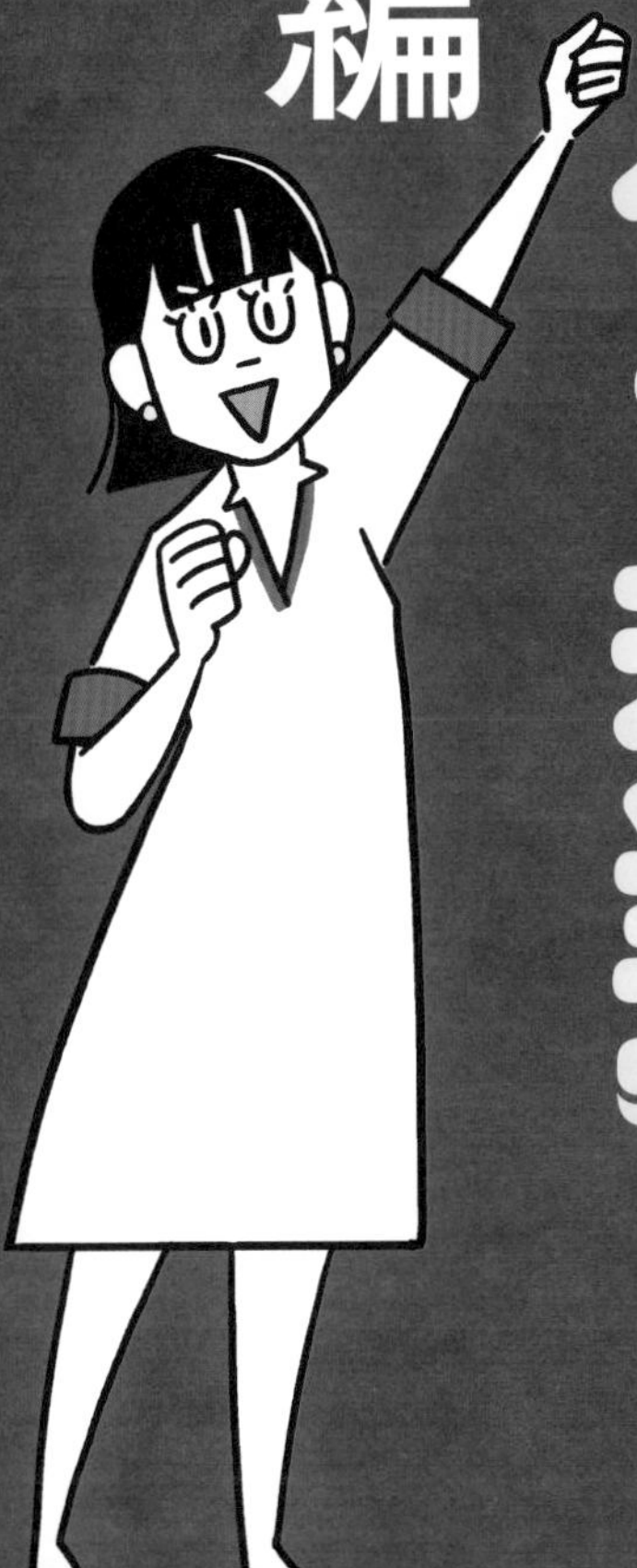

1

「勝手にやせる体」は食べて育てるが正解！

これまで3000人以上のダイエットをお手伝いしてきましたが、皆さん私のところにいらっしゃるまでにもさまざまなダイエットに挑戦されています。それでもやせなかった、あるいはやせてもすぐリバウンドしてしまい、「頑張れない私はダメ」「意志が弱いから」と思っていらっしゃいます。でも、そんなことはありません！　やせないのは、簡単に継続できて本当にやせるダイエット法を知らないから。勘違いや思い込みを捨てて、正しいダイエット法を知ればするするとやせて体型がキープできます。

やせる邪魔になる思い込みのトップは「食べる量が多い」というもの。食事を減らしたり抜いたりすればやせると思われがちですが、それでは体が必要とする栄養が不足してしまいます。栄養が足りないと感じると、脳は手っ取り早くエネルギーにできるもの、つまり糖質を求めます。我慢して食べない↓甘いものやご飯が食べたくなる↓つい食べて自分を責める、という負のループのできあがり……これではダイエットは辛いし続かないですよね。

確実にやせるためには「食べない」ではなく、カロリーの内訳を見ること。よく**「PFCバランスを大切に」とお伝えしているのですが、実は、カロリーはたんぱく質（Protein）、脂質（Fat）、炭水化物（Carbo）の3つにしか含まれません。**このバランスが崩れると、余分なカロリーが体に蓄えられてしまいます。現代日本人は糖質や脂質過多になりがちなので、たんぱく質のチャージが欠かせません。たんぱく質をきちんと摂ると満足感があり、お菓子のようなムダカロリーが自然と減るという効果もあります。たんぱく質の摂取量目安は「手のひら1枚分を、1日3食」。これを満たすのは案外大変！食事を抜いたり量を減らしたりするダイエットでは、たんぱく質が圧倒的に不足します。**まずは食べること！成功するダイエットはそこから始まります。**

松田式・運動不要論。「基礎代謝」を味方にする方法 ②

ご飯をお茶碗１杯分（１５０ｇ）摂った場合、２３４ｋｃａｌとなります。これを消費するのに必要な運動は、ウォーキングなら１０１分、ジョギングでも31分！ 運動でカロリーを燃やすのって、想像以上に大変なんです。

でも、私は１日３食しっかり食べて、運動なしで12kgのダイエットに成功しました。その理由は**「基礎代謝＝生きているだけでやせる働き」**にあります。いつもの生活で消費されるエネルギーは、代謝全体の60～70％にもなります。[*1] これをアップさせれば、特別な運動をしなくてもやせる体になれます。

「同じ食事をしているのに太るようになった」という声をよく聞きますが、基礎代謝の低下によって、いつもの食事のままでは太って当然です。

年齢別の基礎代謝量（女性）

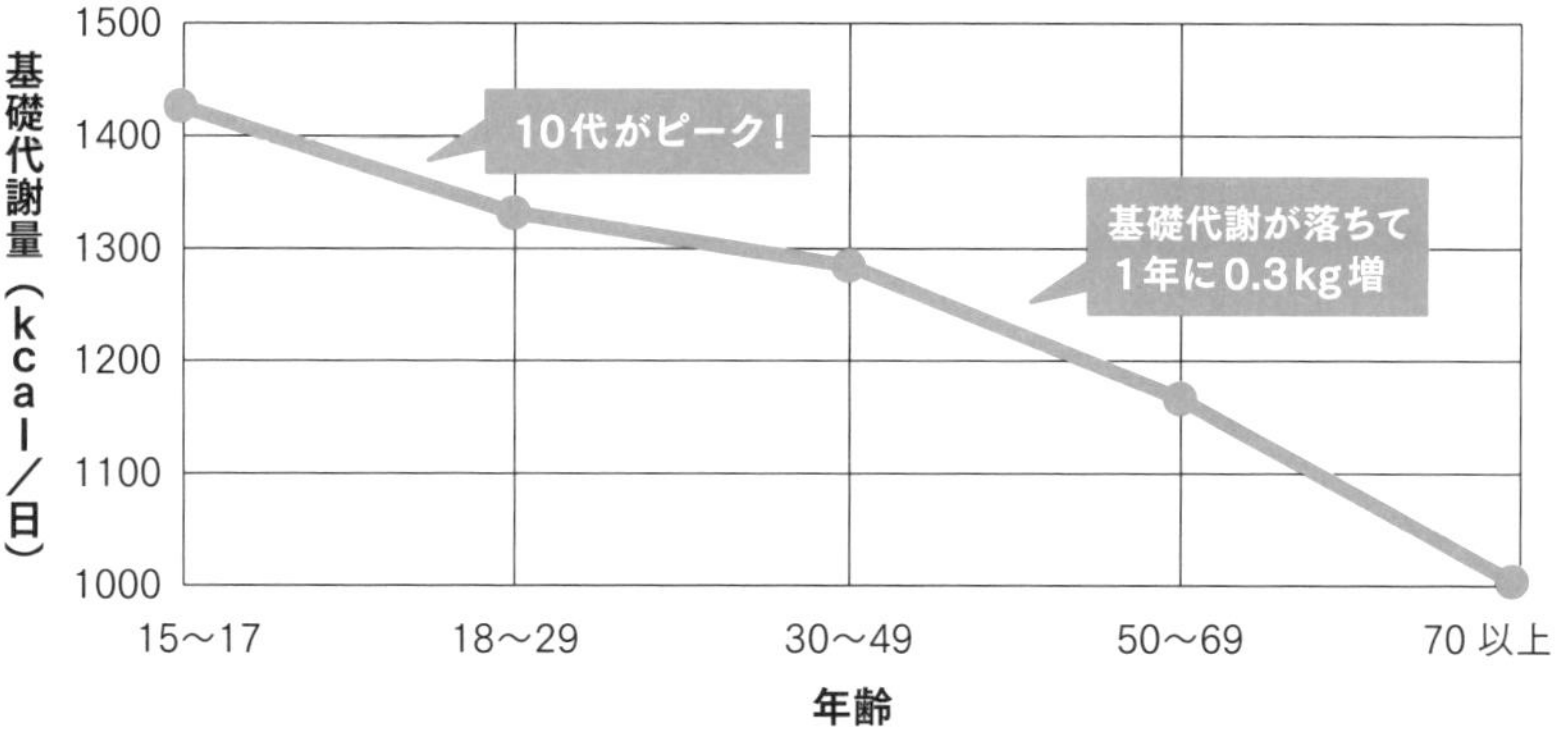

出典：厚生労働省　e－ヘルスネット「加齢とエネルギー代謝」（2021 年 11 月 20 日閲覧）、タニタ HP「加齢によるからだの変化」をもとに作成

基礎代謝を上げるためにまず大事にしたいのが、筋肉！ 基礎代謝のうち2割は筋肉が消費すると言われているのですが、女性の場合、10年で筋肉量がおよそ1kg減ると言われていますから、30代、40代……と年齢を重ねるにつれて基礎代謝が落ちるのも納得です。筋肉の元となるたんぱく質をしっかり摂ることが、基礎代謝の観点からも大切。文字通り「食べてやせる」が叶うことがわかります。しっかり食べて、やせ体質になりましょう。

＊1　からだカルテ「基礎代謝の低下による脂肪増加量試算結果」（タニタ調べ　2012年4月11日掲載）

3

昼こそたんぱく質。その理由は体内時計にあり

「お昼の食事は太りにくい」というのは、皆さん耳にしたことがあると思います。活動量が少なくなる夜よりも活発に動く日中に摂取したカロリーのほうが消費されやすいというのは、直感的にも理解できますよね。

　でももうひとつ、体内時計のリズムも関わっているんです。その鍵となるのが、**ＢＭＡＬ１（ビーマルワン）というたんぱく質の一種**。これは生活リズムを調整するという大切な働きを担っているのですが、同時に「体脂肪を増やせ」という司令も出すのが困ったところ。このＢＭＡＬ１の量が最も少なくなるのが、目覚めてから7～8時間後。そう、ちょうどお昼の時間帯なんです。せっかくの「太りにくいボーナスタイム」ですから、食事を抜いたり減ら

したりせず、ここでしっかりきっちり食べるのがいいですよね。

　といっても、太りにくいからとパスタや丼ものに走るのはちょっと待って！（笑）。それよりも意識したいのはたんぱく質です。体重１kgにつき１ｇの摂取が目安と言われますから、成人女性なら１日50ｇくらいが目安。でも、**「お肉50ｇ」がそのまま「たんぱく質50ｇ」ではありません。**たとえば豚の肩ロース肉１００ｇにはおよそ17・１ｇのたんぱく質が含まれていますが、肩ロース１００ｇを食べれば同時に、約19・２ｇの脂質も摂ることになります。調理の仕方や部位によっても異なりますが、脂質がつきもののガッツリお肉こそ、ボーナスタイムである昼に食べるべきなんです。

　もちろん、ガチガチに考える必要はありません。私も、時間がない日には、たんぱく質が豊富な豆乳やヨーグルトをお昼代わりにすることはありますし、忙しい方ならプロテインを飲むのもいいでしょう。ただ、ダイエットに欠かせないビタミンＢ群や食物繊維など、ほかの栄養素もバランス良く摂取するには食事が一番。お昼のボーナスタイム、しっかり活用しましょう！

④ 眠らない女は太る。食でホルモンを味方に！

突然ですが、あなたはよく眠れていますか？　残念ながら、日本は世界でも1、2を争う睡眠不足国家。[*1] **睡眠不足は美容に悪いだけではなく、太りやすくなるとご存じですか？**

アメリカのコロンビア大学の研究によると、睡眠が足りない人は、きちんと眠っている人に比べて肥満率が50％も高かったそう！[*2] その理由はホルモンにあります。睡眠が足りない人は、食欲を促す「グレリン」というホルモンの分泌量が15％も高く、食欲を抑制するホルモン「レプチン」の量が15％低いから。起きている時間が長いと、体は「長い時間活動しなくちゃいけない」と判断し、エネルギーをより多く摂ってその活動を支えようとするわけです。忙しいのはわかりますが、**夜にダラダラ起きていたり遅い時間に食事するのは、自分でデブを加速させるようなもの。**せっかく食事の内容に気を配るのなら、同時に「いい眠り」も意識する必要があります。

やせたいならきちんと食べ、きちんと眠ること！　食べたものが胃に残ったままだと眠りが浅くなりますから、私は眠る2時間前には食事を終えるように意識しています。また、消化に負担がかかる肉や油ものより、夜は魚や野菜中心にしたあっさりメニューを心がけています。

ここで大事になるのが、昼の「まんぷく弁当」です。私が昼にガッツリとたんぱく質を摂るのも、夕食が自然と軽くなるから。その結果、胃もたれせずぐっすりと眠れて、翌朝はスッキリ気持ち良く目覚められます。やせやすく、朝から元気なボディと心が育まれますよ。

＊1　ＯＥＣＤによる２０２１年度版調査より。

＊2　コロンビア大学が２００５年に32～59歳の男女８０００人を対象に行った調査。５時間睡眠の人は、平均７～９時間睡眠の人と比べ肥満率が50％高く、４時間以下の睡眠の人は73％も高かった。

5

腸活は1日24時間。不足しがちなアレを昼チャージ！

ダイエットを進めるうえでも腸活は欠かせません。腸内細菌には腸にいい影響を与える善玉菌、環境を悪化させる悪玉菌、それに優勢な方に味方する日和見菌の3種類がいます。理想的なバランスは2：1：7と言われていて、崩れると便秘や下痢になったり、免疫機能が落ちたり、さらにはメンタルにも影響してしまいます。

最近の研究では**やせている人の腸内フローラは菌の種類が多い（多様性が高い）ことも判明している**ので、いい菌が育つ食事はヘルシーで効率のいいダイエットのためにも大切です。

そのポイントとなるのが、腸内細菌のエサとなる食物繊維。残念ながら日本人は男女ともにどの年代でも目標値に届いていない[*1]ため、積極的に摂りたいところ。ただし、食物繊維の「タイプ」に注意してください。

食物繊維には水溶性と不溶性の2種類があるのですが、腸壁を刺激して運動を促したり、胃腸内をゆっくり通過するため血糖値の急上昇を防いだりしてくれるのは水溶性。きのこや海藻、里芋、寒天などに多く含まれます。

これに対して、水分を吸収してふくらむ性質があるのが不溶性食物繊維。ごぼうやれんこん、大豆、それに玄米やライ麦など精製度の低い穀類にも多く含まれています。不溶性食物繊維は便のカサを増やしたり善玉菌のエサになってくれますが、摂りすぎるとお腹が張るという側面が。**ぽっこりお腹や便秘に悩んでいる人は、水溶性食物繊維を意識するのがおすすめ**です。

腸内細菌のバランスを良好に保つには、1日3回のチャンスにしっかり食物繊維を摂ってみてくださいね。

＊1　厚生労働省「平成28年国民健康・栄養調査」より。

6

弁当だからこそやせる。オトクな冷や飯食い

ご飯に含まれる糖質が腸内の善玉菌のエサになるというお話をしました。実は、これが炊きたてご飯ではなく、**冷めたご飯だとさらにダイエット効果がアップする**んです。その意味でも、ご飯を詰めてお昼にいただくお弁当はダイエット向きですよね。

その理由は、ご飯が冷えることで生まれる「レジスタントスターチ（難消化性でんぷん）」にあります。〝第3の食物繊維〟や〝ハイパー食物繊維〟と呼ばれることもあり、水溶性食物繊維と不溶性食物繊維のいいとこどりをしたような存在。これを含んでいる機能性表示食品や、中にはトクホを取得した食品も登場しているので見逃せません。

冷えたご飯に含まれるレジスタントスターチは通常のでんぷんと違い、小腸で消化・吸収されずに大腸に届くと判明しています。そのため、血糖値の急上昇を防いで脂肪を溜めにくい体質に整えてくれたり、善玉菌が増えたりとメリットがたくさん。しかも、温かいご飯より硬いために咀嚼回数が増えて、食事による代謝（食事誘発性熱産生）が高まるという側面もあります。咀嚼には幸せホルモンと呼ばれるセロトニンを増やす作用もありますし、満腹中枢が刺激されて食べ過ぎを抑えられるという嬉しいおまけも。

実験によれば、**冷ましたご飯のレジスタントスターチは、温かいものと比べて2・9倍**にもなるそう！冷めたパスタや麺類は食べたくありませんが、冷めたご飯とおかずなら十分に美味しいというのもありがたいですよね。定食ご飯のバランスを目指した「まんぷく弁当」がおすすめなのは、こんな理由もあるんです。

7

筋トレよりも基礎代謝がアップする「肝活」でスリムに

この本で繰り返し、基礎代謝の大切さについてお話ししてきましたが、そんな基礎代謝のうち3割を担っている臓器があるんです。それが肝臓。口から摂った食べ物を分解し、エネルギーとして使える形に代謝するための大切な臓器です。**肝臓の機能を高めるほうが、筋トレよりも基礎代謝が高まると言われるほど！**それに、肝臓は血液の成分を作ったり、添加物や農薬、アルコールなどを解毒する大切な働きがあります。体に不要なものを溜め込まず、栄養をきちんと巡らせるためにも、現代人には「肝活」が必要です。肝臓の働きをサポートするために気をつけるべきポイントはいくつかあります。

まずは、たんぱく質や脂質の摂りすぎに注意すること。たんぱく質の摂取は大切ですが、たとえば、脂たっぷりの霜降り肉や唐揚げなど、たんぱく質×油のメニューは要注意です。特に**揚げ物の油は加熱によって酸化しているので、細胞を老化させる素にもなります。**

そしてもうひとつ、食品添加物や農薬は控えること。現代的な生活をしていると完全に排除することは難しいのですが、肝臓はこういった不要なものを解毒するため、大量に摂取すると肝臓が酷使されて機能が低下してしまいます。たとえば、インスタント食品は控える、原材料をチェックする、できるだけシンプルなものを食べるというのは普段の生活でできる簡単な肝活です。

代わりに摂りたいのが、ねぎやニラ、にんにく、大根といったデトックス効果のある野菜です。**冷凍のほうれん草やカリフラワー、ブロッコリーなども旬の時期に収穫されていて栄養ぎっしりなので、上手に活用したいキレート（有害な物質の排出をサポートする）野菜。**また、大豆には弱った肝機能をサポートする働きがあるので、**納豆や豆腐、豆乳などを摂るのもおすすめ**です。

8

必要な栄養で満たされれば「4の不要」が追放できる！

我慢や根性、制限で乗り切るダイエットとは違い、「まんぷく弁当」はしっかり食べることでやせるメソッド。Ｐａｒｔ２に登場したお弁当を日々食べてもらえば体が栄養で満たされ、やせる土台がしっかり作れます。

そうすると、面白いことに食べたいものに変化が生まれます。「デブ舌」タイプの人が白砂糖よりみりんの甘さを好むようになったり、「冷えむくみ」の人が温野菜好きになったり……。そして、気づけば不要なものを摂らない食生活へとシフトするのです。

不要なものの**1つめはお菓子**。食事で満たされているとメンタルも安定するので、脳がムダなカロリーを欲しがらなくなります。

2つめはお酒。舌が喜ぶ食事をしていると、お酒やそれに合わせるおつまみの選び方が変わります。でも、たんぱく質や食物繊維たっぷりの食事に舌が慣れてくると、味の濃いおつまみをお酒で流し込むような食べ方から自然と遠ざかるようになります。

3つめは添加物。たとえばサクサクの食感にするためによく配合されるトランス脂肪酸（マーガリン、ショートニングなどと表記されることが多いです）。調味料を美味しく感じさせるための果糖ブドウ糖液。これらは肝機能の働きを悪くしたり腸内細菌のバランスを悪化させたり、はたまた血糖値を急上昇させて脂肪を溜め込んだりするモト。そういったものよりも、水煮缶や冷凍野菜、冷凍シーフードなどシンプルなものを選べるようになります。

そして**4つめが質の悪い油。**酸化した油がエイジングを加速させ、悪玉コレステロールが増え、太りやすくなる原因に。特に買食の揚げ物は油の質も悪く、揚げてから時間が経っていることが多いのですが、こういったものを摂る機会が激減してヘルシーにやせていきますよ。

9

筋肉を守りたいなら“3食きちんと”のリズムが大切！

筋肉の減少が基礎代謝に関わるというお話をしましたが、それを食い止めるにはたんぱく質の量も摂取するタイミングにも注意が必要です。

というのも、**食事と食事の間隔が6時間以上あいただけで、筋肉の分解が始まる**と言われているから。もちろん就寝中は心身の回復を優先させたいのでこのルールは当てはまりませんが、起きている間は「食事を抜く」という選択肢はなるべく避けるべき。一時期「16時間ファスティング」が流行りましたが、これも筋活の観点からいうとおすすめできません。また、1日に必要とされる量のたんぱく質を2回の食事でまかなうのはかなり難しいもの。

エイジングで生じる筋肉減少を食い止めるには「1日3回の食事」が

とても大切になってきます。

ちなみに、ダイエットのたんぱく質というと脂質の少ない鶏むね肉やささみを思い浮かべることが多いと思うのですが、豚肉や牛肉、お魚、それに卵や大豆製品などもバランス良く摂るのもポイント。たとえば、豚肉にはビタミンB群が豊富に含まれていますし、牛肉やカツオなど赤身のお魚には、鉄分をはじめとしたミネラルが豊富。特に日本女性は鉄分の摂取量が低く[*1]、貧血こそ起こさないものの疲れやすく、肌が荒れるといったトラブルを抱えているケースも少なくありません。「ダイエットにいいから」と鶏肉ばかりに偏るのではなく、さまざまな種類のたんぱく質を摂ることがキレイや元気につながります。**筋肉は、太りにくく疲れにくい体をキープするための大切な財産。たんぱく質の摂取は、そのための効率がいい投資**なのです。

＊1　厚生労働省「令和元年国民健康・栄養調査」によると、成人女性の鉄の推奨摂取量は10・5㎎だが、摂取平均値は7・5㎎。

10

油はエリート主義。「いい油」で「脂」を駆逐すべし

かつて、なかなかやせずに苦しんでいた時。何度も「美味しいもの、好きなものってどうして太りやすいのかしら」と思いました。その中でも筆頭に挙げられるのが、１ｇで９ｋｃａｌと栄養素の中でもいちばんカロリーが高い油です（ちなみに糖質と炭水化物は１ｇにつき４ｋｃａｌ）。

でも、油は健康や美容に欠かせないホルモンの材料。私たちの体にあるあらゆる細胞の膜も油から作られます。**良質な油であれば、コレステロールの抑制や便秘の予防にもなるなど、油の摂取にはたくさんのメリットが。問題は油の「量」ではなく「質」にあります。**

ダメな油の筆頭は、加熱したり古くて酸化したりした油です。これはエイジ

ングを加速させますし、細胞にダメージを与えるので、代謝が低下するリスクがあります。作ってから時間がたった揚げ物もリスクが高いので、揚げ物を食べるなら自宅で作った揚げたてが理想的。

逆に、いい油の代表格は、えごまオイルやアマニ油などの「オメガ3系」と呼ばれるグループ。ただし、これらは熱に弱いので必ず生の状態で摂り、冷蔵庫に保存しましょう。海外ではスーパーで普通の棚に置くのではなく、冷蔵庫で陳列販売しているところもあるほど。**フレッシュな状態のものをスプーン1杯程度、サラダにかけたりヨーグルトに入れたりするのがおすすめ**です。サンマやイワシ、さばなどの青魚にも、ＤＨＡやＥＰＡといった体にいい脂質が豊富です。保存も調理も簡単でリーズナブルなさば缶も、我が家の食卓の常連。

加熱調理に使うなら、酸化しにくいオリーブオイルやカメリナオイル、風味のいいごま油などがおすすめ。使い分けて、ダイエットしつつ肌も髪もキレイにしましょう。

11

まんぷく弁当だから叶う幸せオヤツライフ

松田式のダイエットでは、我慢は禁物。いっとき我慢しても続かないし、リバウンドするしいいことはありません。我慢せず、しっかり食べてやせる——この原則は、ダイエットの敵と思われがちなオヤツにも当てはまります。「まんぷく弁当」で昼のカロリーや糖質量をきちんとコントロールできていれば、間食を我慢する必要はありません。もちろん、デブ舌まっしぐらな白砂糖たっぷりのスイーツはご遠慮願いたいけれど、ランチを「まんぷく弁当」にすることで栄養をしっかり摂れていて、ちょこっとオヤツをいただく程度であれば夜の暴食予防につながるメリットしかありません。

特に**おすすめのオヤツは、糖質が少ないナッツ、食物繊維が豊富な**

干芋や甘栗、それにカルシウムやたんぱく質といった栄養素がたっぷりの小魚やチーズ。これらは**栄養が豊富ですし、余計な添加物を含んでいなくてシンプルなので肝臓の負担にもなりにくい**もの。素材をそのままオヤツにした間食なら食物繊維がたっぷりで血糖値が上がりにくいのでダイエット向きです。わざわざ市販のダイエット用オヤツを購入する必要はありません。ものによっては人工甘味料を使っていることも。アスパルテームやソルビトールといった人工甘味料は「長期的使用により望ましくない影響がある」として、ＷＨＯが「推奨しない」とガイドラインを出したほど。羅漢果を原料とした甘味料・エリスリトールなどと違って甘味も強くて味覚に影響する可能性があるため、ダイエットのお供としてはおすすめできません。

ムリのない形で、自然の素材に近いものを美味しく楽しむ。そんなハッピーなオヤツ習慣が、まんぷく弁当と一緒なら叶うはず！

12

年齢を重ねたら、まずは大豆。ダイエットもアンチエイジングも成功！

「まんぷく弁当」レシピでも厚揚げやもやしなど大豆が原料となったものをご紹介していますが、**大豆はダイエッターの頼もしい味方**。特に更年期以降の、エストロゲンの分泌が減ってくる女性には摂ってほしい食材のひとつです。

エストロゲンには脂肪燃焼を促したり、血管をしなやかに保ったり、肌のハリや弾力をキープしてくれるといったプラスの働きがたくさんあります。でもその分泌は20代後半がピークで、そこから徐々に減る一方。更年期ともなると激減し、それに伴って基礎代謝も低下するのでさらにやせにくくなります。

そんな**エストロゲンに似た働きをするのが、大豆や大豆をもとにした納豆、豆腐、豆乳、もやしといった食品**です。更年期世代のための大豆をもとにしたサプリメントがありますが、それも大豆に含まれるイソフラボンのエストロゲンに似た作用を活かすためのもの。しかも大豆は高たんぱくで低糖質、食物繊維が豊富といいことずくめです。煎り大豆をオヤツにするのもいいですね。ただし、大豆や大豆製品をいただく時には注意点があります。ひとつは、日々の腸活も大切にすること。大豆のイソフラボンは体内でエクオールに変換する必要がありますが、そのためには腸内環境が整っていなければいけません。実際に、エクオールを産生できるか尿をもとに調べるキットも市販されているほどで、発酵食品を摂る、添加物を控えるといった腸活はマストです。大豆をもとにした発酵食品である納豆や味噌などは理想的な食材と言えます。

もうひとつ、大豆イソフラボンは摂りすぎも良くないとされていることをお忘れなく。特に**PMSに悩んでいる方、下半身太りが気になる方は、1日70㎎という上限目安を超えないように注意してください。**納豆1パックなら35㎎、豆腐なら1丁で約80㎎、２００ｇの豆乳なら1パック41㎎程度。適量を心がけて、快適なダイエットや更年期対策にしてください。

13

冷たい女は太る。温活で、燃焼系ボディに

今より12kg太っていた頃の私は、平熱が35℃。冬はもちろんですが、夏でも足先はひんやり。脇汗はすごいのに手足が冷たくて、エアコンを入れては寒さに震えて消す、というような毎日でした。巡りが悪くて排出できないからむくんで、手足はぽちゃぽちゃと太いまま。でも、ダイエットに成功した今は、特別な運動もしていないのに平熱36・5℃です。冷えを感じず毎日快適に過ごせるようになって、食生活で体質って変わるんだ……！と実感しています。

もともと女性は男性より筋肉量が少なく、熱を生み出すチカラが弱いために冷えを感じやすいもの。快適だと思う室温が違うため、彼氏やご主人とエアコンの設定温度を巡ってやりあったなんて方も少なくないはず。温かい服装での

防御も大切ですが、内側から熱を生み出せるよう食事改善しましょう。**筋肉の素となるたんぱく質や栄養素をエネルギーに変えるビタミンB群たっぷりなまんぷく弁当は、温活にもぴったり。**中でも青魚や玉ねぎを使った料理は、血液サラサラ効果が高い温活料理になります。お魚を買ってもいいのですが、さば缶（不要な油はとりたくないので水煮がおすすめ）を常備しておくと便利です。また、コレステロールを体外に出すアルギン酸が摂れる海藻類、手足の血管を拡張するビタミンEが豊富なかぼちゃも冷え性対策に。こういった食材に、血管を広げるしょうがを組み合わせれば最強の温活レシピになります。

そしてもうひとつ、朝食は簡単なものでいいので必ずとること。食べると熱を生み出すスイッチが入るので（食事誘導性熱産生）、朝食を抜くなんてもったいない！**体温が1℃上がると基礎代謝が約15％アップする**といわれているほどで、温活は手軽で確実なダイエットになりますよ。

14

世界も認める発酵のチカラ。やせ調味料で食べてすっきり

レシピの「デブ舌」のところでもお話ししましたが、ダメな調味料を使っていると味覚が鈍り、どんどん刺激の強いジャンクな味を好むようになります。たとえば、ノンオイルドレッシングなどは、果糖ブドウ糖液糖が入っているので美味しく感じますが、血糖値が急上昇するしカロリーも高いのでダイエットには不向き。調味料のセレクトを間違えると、むくみや冷え、便秘といった悩みが増えますし、なかなかやせられなくなってしまうわけです。いい調味料を使うと体に優しいだけでなく、味覚が変わって食事がやせやすいもの中心になり、たくさん食べても太りにくい、むしろやせていく体になれます。

ここでいう「いい調味料」は、有名ブランドだとか高価だということではあ

りません。普通のスーパーで売っているものの中から、いい調味料を選ぶにはコツがあります。

コツは、**原材料がシンプル**であること。とろみをつけるためにアミノ酸や増粘剤が入っていることがありますが、不要な添加物はムダなカロリーだし、肝臓にも負担をかけるのでＮＧです。

また、味噌や納豆、キムチなどは**「きちんと発酵しているか」**をチェックしましょう。たとえばキムチは、きちんと発酵したものなら１ｇあたりに８億個もの植物性乳酸菌が含まれていますが、浅漬キムチに化学調味料や旨味を足しただけのものもあります。原材料にアルコールや酒粕が入っている味噌もありますが、残念ながらそれでは発酵が止まっている可能性大です。

食材は旬のお買い得なものを選べば十分ですが、お料理に使う調味料はいいものを。お弁当に使えば、冷めても美味しくて腸活もできる、最高のランチタイムになるはず。

教えて！まんぷく弁当
瞬食ダイエットQ&A

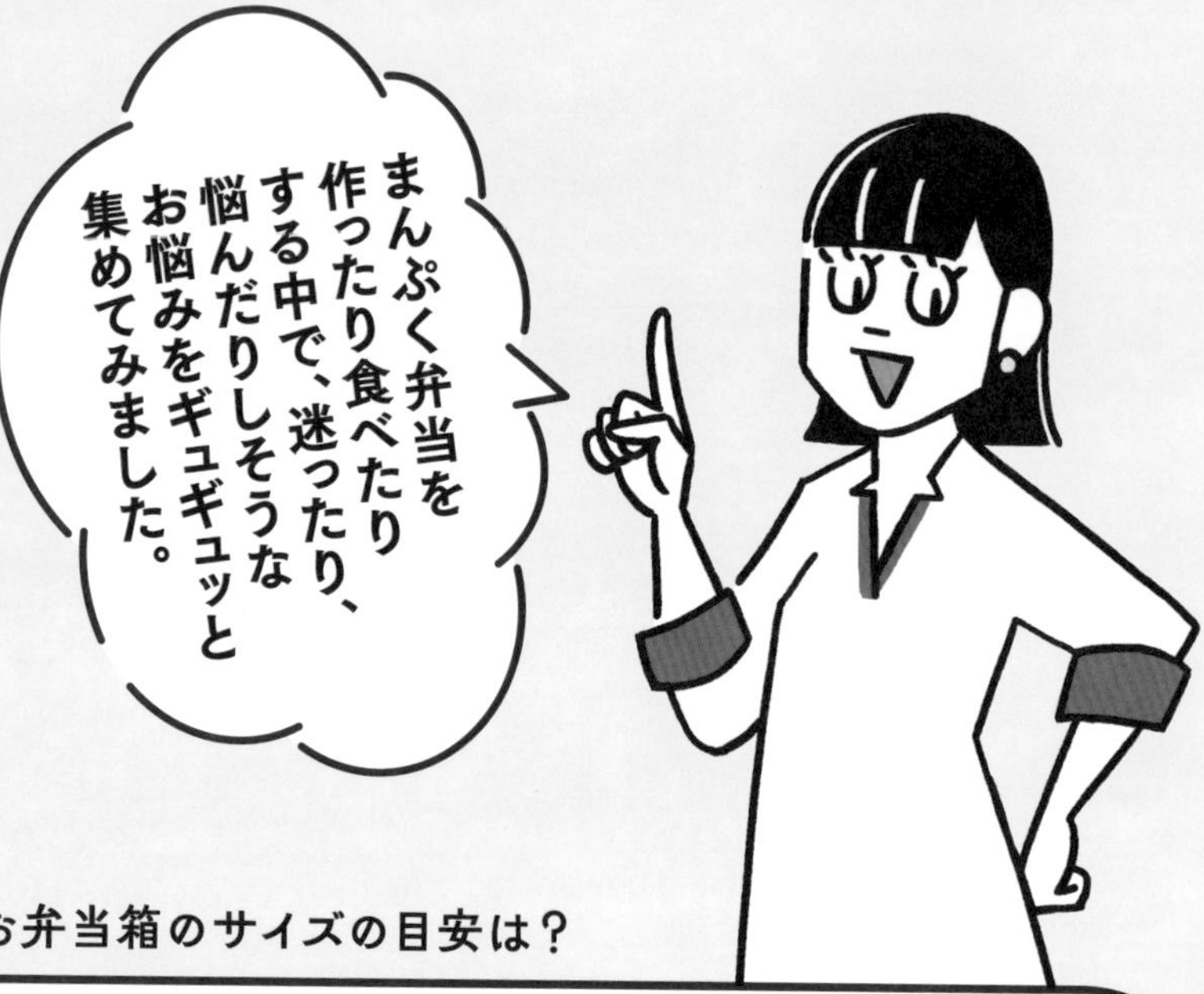
まんぷく弁当を
作ったり食べたり
する中で、迷ったり、
悩んだりしそうな
お悩みをギュギュッと
集めてみました。

Q1. お弁当箱のサイズの目安は？

500ml 程度の容量が GOOD！
ただし日中の活動量によって差がありますので、あくまでも目安です。容量＝kcal とも言われていますので、1 食あたりに摂りたいエネルギー量としても良いと考えています。

Q2. 白米でもいい？

白米でももちろん OK！
雑穀米や玄米だと食物繊維が多いので、血糖値の急上昇が防げてダイエットには向いています。今は炊飯器でも炊けるタイプのものがスーパーでも手に入りやすいので、試してみる価値ありです。白米でも雑穀米でもカロリーはさほど変わりませんが、雑穀米のほうがビタミンやミネラルなどの栄養価が高くなるというメリットも。

Q3. ご飯は炊きたてじゃないとダメ？

レンチンでも問題なし。

冷蔵庫にも雑菌がいるので必ず1度温めて、冷めたものを持っていくようにしてください。

Q4. お弁当を冷ますために、冷蔵庫に入れて冷ますってアリ？

あまりおすすめできません。バットに保冷剤などを敷いて、その上にのせて冷ますとベスト！

冷蔵庫には案外雑菌が多いし、温度が上がってほかの食材が傷みやすくなるのです。

Q5. お弁当につけるお味噌汁やスープの具材は何がいい？

切干大根や乾燥わかめがおすすめ。

乾物はデトックス力も高くて簡単にできますよ。

Q6. 飲み物にもおすすめはある？

レモン白湯、りんご酢白湯がおすすめ！

Q7. 食べる順番にルールはある？

満足感があるので、基本的にたんぱく質ファーストがおすすめ。

また、野菜の食物繊維がお腹に入っていると血糖値が上がりにくくなります。噛むという動作にも満腹中枢を刺激する効果があるので、たんぱく質や野菜を少しいただいてからお米を食べ始めるほうがベター。ただ、あまり神経質になると食事が楽しくなくなってしまうので、

「いきなりお米から食べない」くらいに考えていいと思いますよ。

Q8. もう少しだけボリュームを増やしてもいい？

もちろん OK！
食物繊維が多いきのこ類や根菜類などでボリュームを調整しましょう。

Q9. プチトマト、ブロッコリー、大葉、ゆで卵以外で付け合わせていい食材はある？

ゆで置きできる野菜なら OK！
スナップえんどう・グリーンアスパラ・オクラの他、ほうれん草や小松菜、チンゲンサイなどをゆでておくだけでもあえ物などにすぐにアレンジできます！

Q10. 作り置きは何日持つの？

2～3日以内に食べるのがベスト！

（※季節や保存状態によって異なる）

作りすぎたなと思った時は、2週間程度なら冷凍保存でも◎水分が多めの野菜は冷凍に向かないので要注意。

Q11. 飽きてきた時、味変するコツは？

スパイスが一番おすすめです。

別添えのソースを用意してあげても OK！

スパイスもダイエット効果を持っているものもあるので、好みのものを探すのも楽しいと思います。

Q12. 味のアクセントに漬物を入れたいんだけど、自分でアレンジしてつけて OK？

発酵食品であるぬか漬けはおすすめ。刻んでごまをふっても◎

Q13. お弁当じゃ物足りない時、追加して食べてもいい？

汁物かナッツ、フルーツならOK！

フルーツならアボカドかベリー系、柑橘系がおすすめ。

Q14. 違う組み合わせのお弁当が食べたい時、組み合わせのポイントは？

主菜1品副菜2品という形を意識して、組み合わせは自由でOK。

主菜でたんぱく質を手のひら1枚分確保して、副菜はビタミンBを意識したおかず1品＋食物繊維を意識したおかずをもう1品というように組み合わせるとバランスも整いやすくおすすめです。

Q15. パン、パスタやラーメンをどうしても食べたい……。気をつけるべきポイントは？

単品食いにならないように気をつけましょう！

主食がパンやパスタでも目安量は同じで、たんぱく質やビタミンB群も意識しておかずを取り入れると良いと思います。

Q16. 今日の夜は飲み会……。そんな日におすすめのお弁当はありますか？

たんぱく質はいつも通り摂って、不足しがちな野菜やきのこ類をいつもより多めにとるとGOOD。

また飲み会では、翌日もアルコールの分解などをしてもらうためにビタミン類を意識して野菜やきのこ類、海藻類を取り入れたメニューをいれられるとより良いと思います。

Q17. 寝坊してお弁当が作れなかった！そんな時のレスキューコンビニランチって？

今のコンビニには栄養バランスを考えたお惣菜も多いので、選び方さえ気をつければOK。

「定食」をイメージして、たんぱく質の主菜、野菜の副菜、それに汁物をつけましょう。ご飯はおにぎり1個にとどめて。ご飯もおかずもまるっと詰めてあるお弁当だと糖質過多なので、自分で組み合わせるのがポイント！

おわりに

『3ステップで簡単！まんぷく弁当瞬食ダイエット』をお読みいただき、ありがとうございました。

もう中には、実際にお弁当を作ってくださった方もいらっしゃるかもしれませんね。

最後まで読んでみて、いかがでしたでしょうか？

お弁当というと、「作るのが面倒くさそう」「朝に準備する時間がない」という声が圧倒的に多いのですが、「まんぷく弁当瞬食ダイエット」は、3ステップで作れて簡単ですし、なんなら夜に作ったお惣菜を詰め込むだけでいいんです。

だから、10分もあればあっという間に豪華なお弁当ができますし、私はいつも5分で作って夫に持たせているぐらいです。

連日、私のもとには心から「やせたい」と願う生徒さんが殺到し、今日までにのべ3000名ものダイエットのサポートをしてきました。

これまでの生徒さんが必ず口にすることといえば、「食事を制限しているので満たされない」「運動が続かない」「カロリー計算が面倒くさい」など、どうしてもネガティブな言葉ばかりでした。

私のようなずぼらな人でも楽しくダイエットができるように、瞬間で食生活を学んで実践できるように編み出したメソッド――それが「瞬食ダイエット」なんです。

生徒さんたちに「瞬食ダイエット」を伝えていくうちに、「私だけではなくてパートナーにもやせてほしい」「子どもが生活習慣病予備軍になってしまって困っている」など、生徒さん本人だけではなく、ご家族へのお悩みも多く寄せられるようになりました。

また、「自宅だけではなくて職場でも同じメニューを食べたい」という声も多数上がっていたこともあり、念願かなって今回のお弁当本を作ることができました。

毎日、私たちは何かしら食事を口にします。食べることは生きることと同じなのです。であれば、1日でも多く、美味しくて楽しいと思って過ごしたいですよね。

あなただけではなく、周りのご家族にも食事を通して、健康、そして幸せが訪れるように祈っています。そして、やせたいあなたを全力で応援しています！

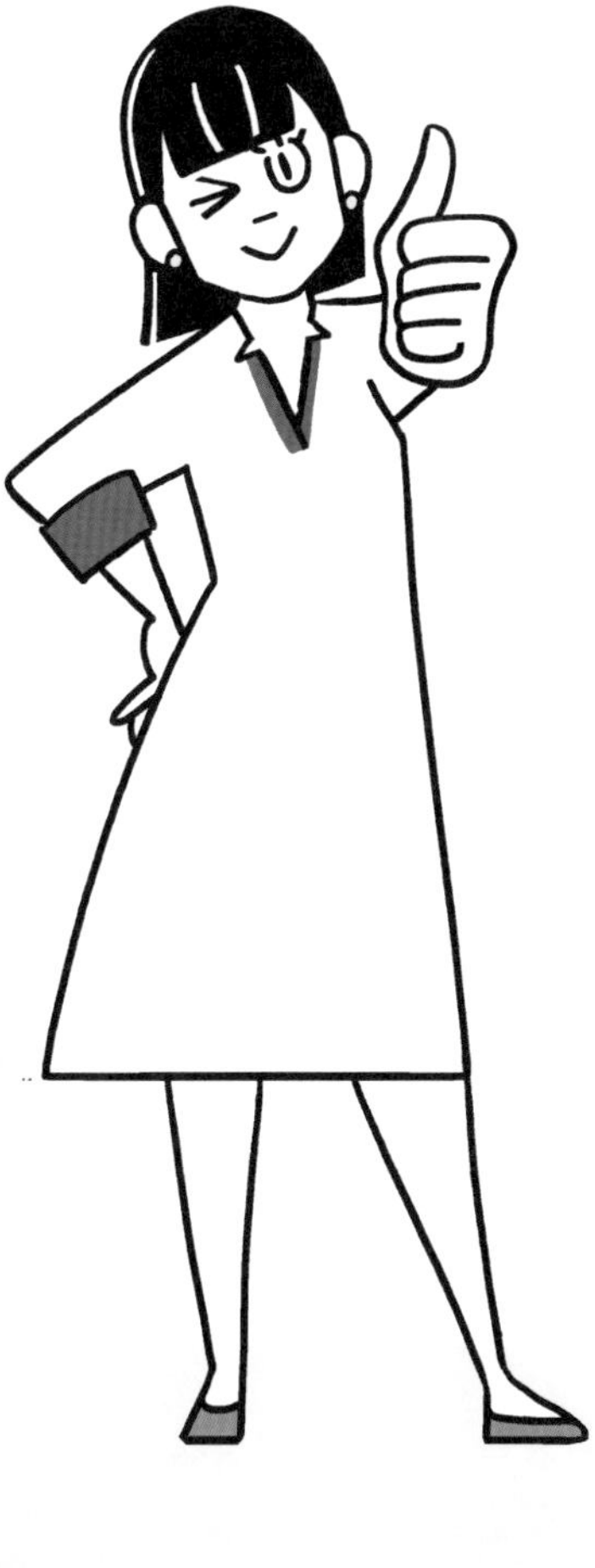

Staff

フードコーディネート
大林久利子

栄養計算
尾形明莉

イラスト・漫画
福田玲子

写真（料理）
松山勇樹

構成
高見沢里子

ブックデザイン
三瓶可南子

組版
キャップス

校閲
鴎来堂

編集
立原亜矢子

松田リエ　まつだ・りえ

1986年生まれ。二児のママ。
看護師・保健師・ダイエット講師。Belle Lus株式会社代表取締役、Belle Life Style協会代表理事。看護師としてがん患者のケアを担当後、保健師として従事。成人の健康教育、メタボリックシンドロームや糖尿病患者への保健指導を行った経験から、食卓を担う人が栄養や体の知識を身につけないと、食習慣は良くならないことに気づく。食生活で自然に12kgやせた経験を生かし、食べやせダイエット専門講師として起業し、現在に至る。『ずぼら瞬食ダイエット』など著作多数。

本書を購入してくださった方限定で
「簡単！時短！ワンボウルレシピ」を
プレゼント！

購入者特典

YouTube

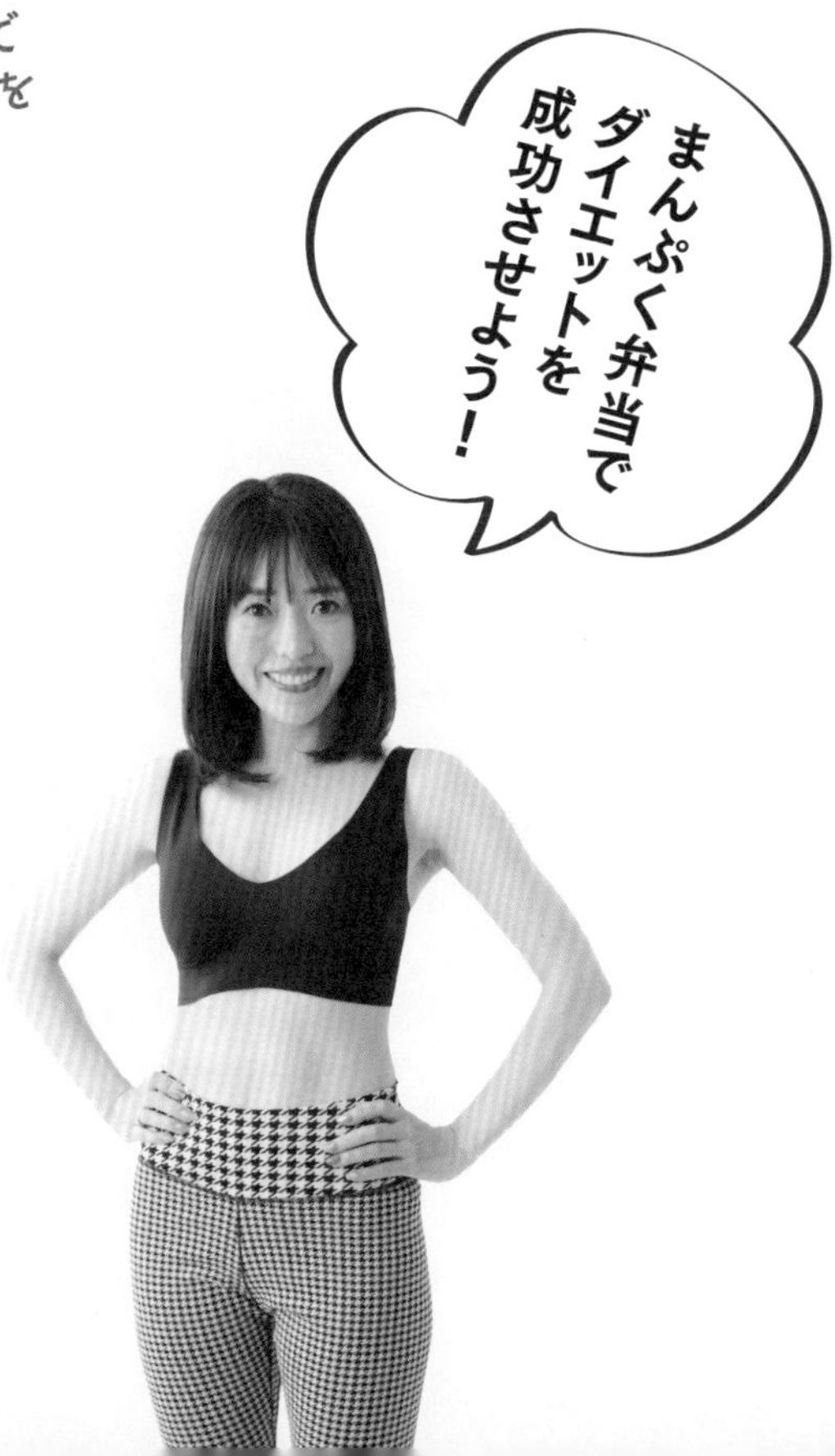

3ステップで簡単！
まんぷく弁当瞬食ダイエット

第1刷　2024年3月31日

著　者　松田リエ

発行者　小宮英行

発行所　株式会社 徳間書店

〒141-8202 東京都品川区上大崎3-1-1

目黒セントラルスクエア

電話　編集（03）5403-4344

販売（049）293-5521

振替　00140-0-44392

印刷・製本　図書印刷株式会社

ISBN 978-4-19-865802-1

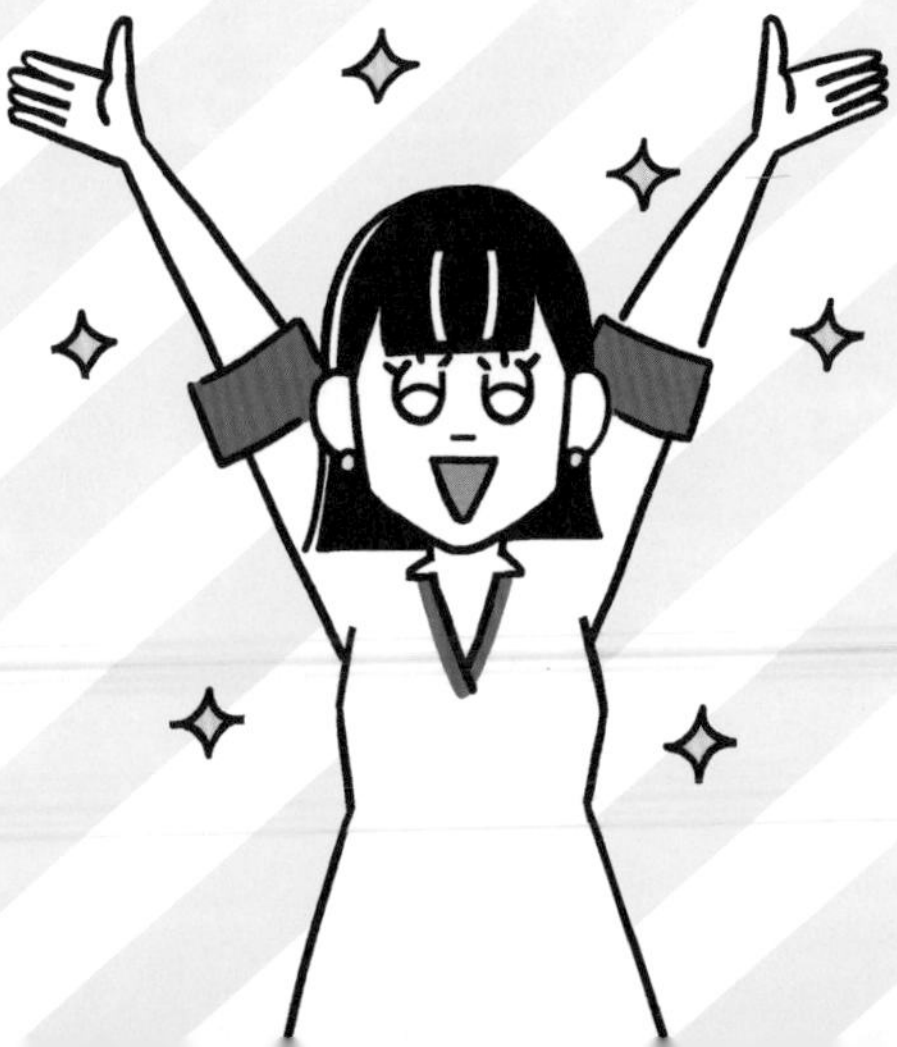